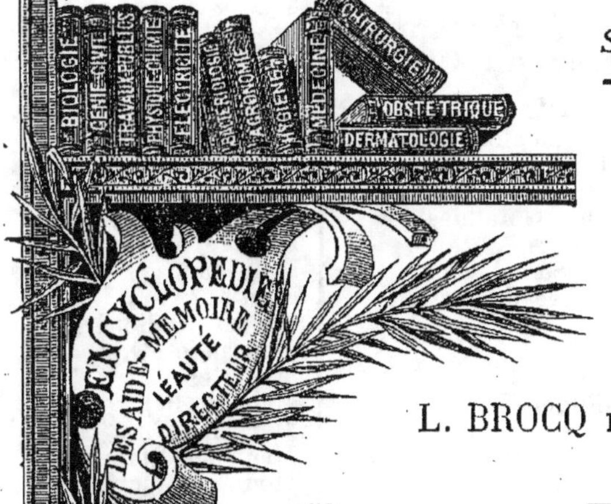

L. BROCQ et L. JACQUET

PRÉCIS ÉLÉMENTAIRE

DE DERMATOLOGIE

DERMATOSES MICROBIENNES ET NÉOPLASIES

Deuxième édition

MASSON ET Cⁱᵉ

GAUTHIER-VILLARS

ENCYCLOPEDIE SCIENTIFIQUE DES AIDE-MÉMOIRE

COLLABORATEURS

Section du Biologiste

MM.

Arloing (S.).
Arsonval (d').
Artault.
Auvard.
Azoulay.
Ballet (Gilbert).
Bar.
Barré (G.).
Barthélemy.
Bauby.
Baudouin (M.).
Bazy.
Beauregard (H.).
Beille.
Bérard (L.).
Bergé.
Bergonié.
Bérillon.
Berne (G.).
Berthault.
Blanc (Louis).
Bodin (E.).
Bonnaire.
Bonnier (P.).
Brault.
Brissaud.
Broca.
Brocq.
Brun.
Brun (H. de).
Budin.
Carrion.
Castex.
Catrin.
Cazal (du).
Cazeneuve.
Chantemesse.
Charrin.
Charvet.
Chatin (J.).
Collet (J.).
Cornevin.
Courtet.
Cozette.
Cristiani.
Critzman.
Cuénot (L.).
Dallemagne.
Dastre.
Dehérain.
Delobel.
Delorme.
Demmler.
Demelin.
Dénucé.

MM.

Desmoulins (A.).
Dubreuilh (W.).
Dutil.
Duval (Mathias).
Ehlers.
Etard.
Fabre-Domergue.
Faisans.
Féré.
Florand.
Filhol (H.)
Foex.
François-Franck (Ch.).
Galippe.
Gasser.
Gautier (Armand).
Gérard-Marchant.
Gilbert.
Girard (A.-Ch.).
Giraudeau.
Girod (P.).
Gley.
Gombault.
Grancher.
Gréhant (N.).
Hallion.
Hanot.
Hartmann (H.).
Henneguy.
Hénocque.
Houdaille.
Jacquet (Lucien).
Joffroy.
Kayser.
Kœhler.
Labat.
Labit.
Lalesque.
Lambling.
Lamy.
Landouzy.
Langlois (P.).
Lannelongue.
Lapersonne (de).
Larbalétrier.
Laulanié.
Lavarenne (de).
Laveran.
Lavergne (Dr).
Layet.
Le Dantec.
Legry.
Lemoine (G.).
Lermoyez.
Lesage.

MM.

Letulle.
L'Hote.
Loubié (H.).
Loverdo (J. de).
Magnan.
Malpeaux.
Martin (A.-J.).
Martin (Odilon).
Maurange (G.).
Maygrier.
Mégnin (P.).
Merklen.
Meunier (Stanislas).
Meunier (Victor).
Meyer (Dr).
Monod.
Moussous.
Napias.
Nocard.
Noguès.
Olivier (Ad.).
Olivier (L.).
Ollier.
Orschansky.
Peraire.
Perrier (Edm.).
Pettit.
Peyrot.
Poix.
Polin.
Pouchet (G.).
Pozzi.
Prillieux.
Ravaz.
Reclus.
Rénon (L.).
Retterer.
Roché (G.).
Roger (H.).
Roux.
Roule (L.).
Ruault.
Schlœsing fils.
Séglas.
Sérieux.
Tissier (Dr).
Thoulet (J.).
Trouessart.
Trousseau.
Vallon.
Vanverts (J.).
Weill-Mantou (J.).
Weiss (G.).
Winter (J.).
Wurtz.

ENCYCLOPÉDIE SCIENTIFIQUE

DES

AIDE-MÉMOIRE

PUBLIÉE

SOUS LA DIRECTION DE M. LÉAUTÉ, MEMBRE DE L'INSTITUT

N° 117 A₂

ENCYCLOPÉDIE SCIENTIFIQUE DES AIDE-MÉMOIRE

PUBLIÉE SOUS LA DIRECTION

DE M. LÉAUTÉ, MEMBRE DE L'INSTITUT.

PRÉCIS ÉLÉMENTAIRE

DE DERMATOLOGIE

PAR

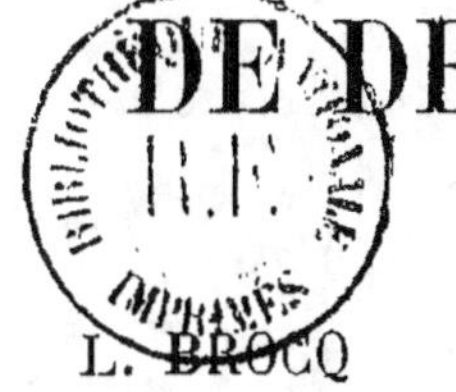

L. BROCQ

Médecin de l'Hôpital
Broca

L. JACQUET

Médecin des Hôpitaux
de Paris

MALADIES EN PARTICULIER

II

DEUXIÈME ÉDITION

MASSON ET Cⁱᵉ, ÉDITEURS,

LIBRAIRES DE L'ACADÉMIE DE MÉDECINE

Boulevard Saint-Germain, 120

GAUTHIER-VILLARS,

IMPRIMEUR-ÉDITEUR

Quai des Grands-Augustins, 55

Ce Précis de Dermatologie comprend, dans son ensemble, 5 volumes ainsi répartis :

I. *Pathologie générale cutanée;*
II. *Difformités cutanées, éruptions artificielles, dermatoses parasitaires;*
III. *Dermatoses microbiennes et néoplasies;*
V. *Dermatoses inflammatoires;*
V. *Dermatoses d'origine nerveuse.*

Le cinquième volume contient, en outre, un *Formulaire thérapeutique* pour toutes les maladies de la peau.

Chaque volume forme un tout et se vend séparément.

PREAMBULE

—

Nous étudierons dans le présent livre les dermatoses d'origine microbienne. Elles sont actuellement assez nombreuses et si, pour quelques-unes d'entre elles, l'agent pathogène n'est pas encore absolument déterminé et bien caractérisé, l'allure clinique de la maladie, l'évolution des manifestations cutanées permettent d'en considérer l'origine parasitaire comme certaine. Aussi, avons-nous cru pouvoir élargir un peu cette partie du programme tracé dans notre premier livre consacré aux généralités, en décrivant, à côté des dermatoses dont l'agent pathogène est bien déterminé, celles dont le parasite est encore inconnu : telles le molluscum contagiosum, les épithéliomas, le mycosis fongoïde, etc.

Nous n'avons pas cru devoir suivre un ordre bien arrêté dans l'étude de ces dermatoses microbiennes. Toute tentative de classification eût forcément échoué. Le terrain sur lequel nous marchons est encore trop mouvant. Mais, on remarquera que nous nous sommes efforcés de

rapprocher les types morbides présentant, soit
dans le processus pathogénique, soit dans l'allure clinique, quelques points de comparai-
son ; c'est ainsi que nous avons mis côte à
côte les tuberculoses cutanées, la lèpre et le
rhinosclérome. On trouvera à la suite les unes
des autres les dermatoses reconnaissant pour microbes pathogènes les agents ordinaires de la
suppuration : l'impétigo, l'ecthyma, les folliculites, le furoncle. Un groupe tout naturel est
constitué par les psorospermoses que nous avons
fait suivre du mycosis fongoïde dont l'évolution
est, jusqu'à un certain point, comparable à la
leur. On voit donc que, sous un désordre appa-
rent, il existe cependant une certaine harmonie
dans notre étude, harmonie résultant du rap-
prochement de choses comparables.

I

TUBERCULOSES CUTANÉES

Le bacille de Koch détermine, par son action sur le tégument externe, des lésions variées, dont un certain nombre étaient autrefois considérées comme des scrofulides.

Toutes ces lésions portent dans leur histologie le cachet de la tuberculose, mais toutes également ont ce caractère (qui les éloigne de la plupart des tuberculoses viscérales et les rapproche des autres tuberculoses dites externes, rangées avec elles dans les manifestations de la scrofule) d'être peu riches en bacilles et de posséder une virulence atténuée ; il semble que le tégument externe constitue pour le bacille de Koch un médiocre terrain de culture.

Nous croyons qu'il est possible de concevoir et de classer les tuberculoses cutanées de la manière suivante :

I. *Lésions tuberculeuses de la peau résultant de l'inoculation directe de l'agent pathogène de la tuberculose (tuberculomes primitifs)* : 1° le tubercule anatomique ; 2° la tuberculose verruqueuse de Riehl et Paltauf ; 3° les lupus.

II. *Lésions tuberculeuses de la peau, semblant être le résultat de l'infection générale de l'économie (tuberculoses secondaires par infection générale)* : 1° ulcérations tuberculeuses, proprement dites de la peau ; 2° gommes scrofulo-tuberculeuses.

I

Lésions tuberculeuses de la peau résultant de l'inoculation directe de l'agent pathogène de la tuberculose

I. TUBERCULE ANATOMIQUE

DÉFINITION. — On donne le nom de tubercule anatomique à une lésion cutanée à évolution des plus lentes, d'aspect en général papillomateux, et qui s'observe surtout aux doigts ou à la face dorsale de la main.

ÉTIOLOGIE. — Le tubercule anatomique se montre presque exclusivement chez les sujets qui, par leurs occupations professionnelles, sont exposés à se trouver en contact avec des produits tuberculeux provenant de l'homme ou des animaux.

Il faut donc mettre, en première ligne, les médecins, les garde-malades, les garçons d'amphithéâtre ; puis, les vétérinaires, les bouchers, les équarrisseurs. Il arrive aussi qu'on le constate chez des personnes qni ont vécu côte à côte avec des tuberculeux pendant un certain temps.

Souvent, il succède manifestement à une plaie ou à une écorchure infectée par des produits tuberculeux : piqûre du doigt dans une autopsie de phthisique, blessure par fragment de crachoir ayant servi à un phthisique. Il peut enfin se développer chez un sujet manifestement tuberculeux, à la suite d'une plaie accidentelle qui a été contaminée par son expectoration (morsure, tatouage, brûlure) ou à la suite de l'ouverture d'une lésion tuberculeuse profonde, telle qu'une gomme. Le plus souvent, néanmoins, le tubercule anatomique se développe chez des sujets vigoureux et dans la force de l'âge.

DESCRIPTION. — Le tubercule anatomique commence, en général, par une petite excoriation qui se recouvre de croûtes et devient papillomateuse ; parfois il apparaît sous forme d'une saillie papuleuse, dure, qui se surmonte d'une croûte au-dessous de laquelle la surface malade prend un aspect irrégulier. Peu à peu la lésion s'étend en surface, gagne en profondeur, se hérisse de sail-

lies papillaires marquées, engaînées le plus souvent de croûtes adhérentes et simule alors un papillome corné. Les bords en sont assez nets,
saillants, arrondis ou serpigineux. La lésion peut
revêtir uniquement l'aspect d'un papillome sec
ou bien présenter çà et là de petits foyers de suppuration. Parfois le centre s'affaisse tandis que
le mal conserve toute son activité à la périphérie.

Le tubercule anatomique ne donne lieu, en
général, à aucun prurit; il est le plus souvent
indolent; dans quelques cas, cependant, il est
fort douloureux et presque toujours on détermine
de la douleur par la pression.

Complications. Pronostic. — On a vu le tubercule anatomique donner lieu à des foyers d'infection tuberculeuse secondaire, à des lymphangites
tuberculo-gommeuses et même à des tuberculoses viscérales mortelles. Mais ces cas sont extrêmement rares. Le plus souvent, cette tuberculose guérit quand elle est convenablement
soignée (Voir ci-après, pour le traitement, celui
de la tuberculose verruqueuse).

Anatomie pathologique. Histo-bactériologie.—
Les lésions du tubercule anatomique consistent
en un développement exagéré de la couche cornée de l'épiderme et en une infiltration de cellules embryonnaires dans le derme et dans la
couche papillaire; en certains points, les foyers
d'infiltration apparaissent sous forme de nodo-

sités constituées à leur périphérie par des cellules embryonnaires, entourant *un amas de cellules épithélioïdes* au milieu desquelles on distingue parfois *quelques cellules géantes* ; le centre de ces nodosités, est ordinairement en *dégénérescence caséeuse*. Par places, on trouve, en outre, de petits foyers de suppuration. Les glandes sébacées et les follicules pileux sont détruits ; les glandes sudoripares restent intactes. La présence des bacilles de Koch a été constatée, dans le tubercule anatomique, par Mayor, par Dubreuilh et Auché.

L'inoculation aux cobayes a donné des résultats positifs dans un cas de Morel-Lavallée et dans celui de Dubreuilh et Auché.

NATURE. — Pour la plupart des auteurs, le tubercule anatomique est un tuberculome scléreux, résultant de l'inoculation de l'agent pathogène de la tuberculose. Pour Quinquaud, au contraire, la lésion dite tubercule anatomique, aussi bien d'ailleurs que les autres productions papillomateuses sèches ou suppuratives des téguments telles que la tuberculose verruqueuse et que le lupus scléreux papillomateux dont l'étude va suivre, ne reconnaissent pas pour cause unique le bacille de la tuberculose. C'est ainsi que le tubercule anatomique serait souvent bien difficile à différencier de la forme papillomateuse des périfolliculites suppurées et conglomérées en placards, et que la tuberculose de Riehl et

Paltauf se rapprocherait beaucoup comme aspect de la forme serpigineuse de ce même groupe morbide. Il y aura donc lieu de se souvenir de cette restriction établie par le regretté médecin de Saint-Louis et de faire de nouvelles recherches pour élucider cette intéressante question de pathogénie.

II. TUBERCULOSE VERRUQUEUSE
DE RIEHL ET PALTAUF

Pour la plupart des auteurs, les lupus scléreux, papillomateux, le tubercule anatomique et la tuberculose verruqueuse de Riehl sont des dermatoses à peu près, sinon absolument identiques. Il nous est difficile de ne pas partager l'opinion générale sur ce point, et d'ailleurs tout ce que nous avons dit de l'étiologie, de la pathogénie et de l'anatomie pathologique du tubercule anato-mique pourrait être réédité au sujet de la tuber-culose verruqueuse ; nous nous contenterons donc de signaler les quelques caractères cliniques sur lesquels on pourrait, à la rigueur, s'appuyer pour établir une différenciation, et de formuler le traitement également commun aux deux affec-tions.

Symptômes.—Comme le tubercule anatomique, la tuberculose verruqueuse a pour siège habituel la face dorsale des mains et des doigts. Elle revêt l'aspect de plaques de dimensions variables arrondies ou ovalaires ou bien circinées et serpigineuses, qui, à l'état de complet développement, présentent : 1° *une zone périphérique* érythémateuse, disparaissant sous la pression du doigt ; 2° *une deuxième zone plus interne* présentant des pustulettes ou des croûtelles et des squames, vestiges des pustules ; 3° *une troisième zone plus centrale encore*, saillante, d'aspect irrégulier, hérissée de saillies papillomateuses recouvertes de croûtes adhérentes, d'épiderme corné. Dans l'intervalle de ces papillomes se voient des fissures, de petits abcès intra-dermiques, d'où il est possible de faire sourdre par la pression des gouttelettes de pus.

Au bout d'un temps variable mais presque toujours fort long, l'affection rétrocède, les saillies verruqueuses s'affaissent, tendent à disparaître ; il se produit une cicatrice squameuse, mince, superficielle, ayant un aspect criblé ou réticulé sur fond violacé.

La durée de la tuberculose verruqueuse est longue ; elle peut atteindre quinze ans.

Riehl et Paltauf ont trouvé dans leurs coupes des bacilles tuberculeux en grande quantité (?) Pour ces auteurs, deux caractères différentiels importants séparent la tuberculose verruqueuse du lupus ; ce sont, d'une part, sa bénignité, et, d'autre part, l'absence constante d'infection générale secondaire.

TRAITEMENT. — Il consiste à détruire la néoplasie par l'excision, le raclage ou le fer rouge et à faire ensuite des pansements antiseptiques rigoureux au sublimé, à l'iodoforme, au salol ou à l'aristol.

III. LUPUS

Appliqué successivement aux affections rongeantes de la peau, quelle qu'en fût la nature, puis aux ulcères de jambe, puis aux lésions destructives du nez en général, le terme de lupus fut, à la fin du siècle dernier, attribué par Willan et Bateman à certaines productions tuberculeuses, ce mot étant pris ici dans un sens purement *anatomo-topographique*, siègeant au visage et pouvant aboutir à l'ulcération.

Nombre d'auteurs ont pris part à l'étude de cette question ; la partie symptomatologique en a été éclairée par les travaux de Rayer, de Biett, de Hebra, de Cazenave, de Devergie et de Bazin pour ne citer que les principaux.

« La période contemporaine si féconde », dit E. Besnier, « s'ouvre avec les travaux de Veiel, Rindfleisch, Berger, Jarisch, Lang, etc., elle entre en activité directe avec les publications de Köster, Friedländer, Schüppel, Charcot, Grancher, Thaon, etc. ; mais elle n'est définitivement instituée que par la découverte du bacille de Koch et les recherches de Max Schüller, Schuchardt, Krause, Doutrelepont, Cornil, Leloir, H. Martin, E. Vidal, Lailler, Quinquaud, E. Renouard, etc. »

Il s'en faut pourtant que tout soit élucidé dans la question des lupus ; c'est ainsi qu'elle est loin d'être close, la fameuse discussion entamée depuis longtemps déjà sur la nature du lupus érythémateux ; est-ce une manifestation tuberculeuse comme le lupus vulgaire, est-ce une affection d'autre nature ? Nous résumerons en lieu et place les arguments invoqués dans l'un et l'autre sens par les représentants de l'école dermatologique contemporaine (E. Besnier, Unna, Leloir, L. Brocq, Hallopeau, du Castel, etc.). Le fait que la nature bacillaire du lupus érythémateux est admise par le plus éminent de nos maîtres, légitime largement la place que nous donnons à cette affection dans le chapitre des dermatoses d'origine tuberculeuse.

I. LUPUS TUBERCULEUX

Le lupus tuberculeux que E. Besnier propose à juste titre d'appeler *lupus de Willan* et que les Allemands nomment *lupus vulgaire*, est caractérisé par le développement dans la peau et les muqueuses adjacentes de petites nodosités produites par le bacille de Koch (lupômes de Leloir) et se terminant soit par l'ulcération, soit par l'atrophie cicatrielle des téguments.

ÉTIOLOGIE. — Le lupus vulgaire débute ordinairement dans l'enfance ou la jeunesse ; son maximum de fréquence est de un à trente ans ; on l'a vu survenir à six mois et à plus de cinquante ans. Les femmes y paraissent plus prédisposées que les hommes. Pour la majorité des dermatologistes, le lupus vulgaire est, ainsi que nous le verrons plus en détail, le résultat de l'inoculation directe à la peau du principe actif de la tuberculose ; il en résulte que, d'une part, toutes les solutions de continuité des téguments, toutes les éruptions antérieures favorisent singulièrement le développement de la maladie et que, d'autre part, les parties découvertes sont tout particulièrement atteintes. L'inoculation est également favorisée par la vie en commun avec des personnes ou des animaux atteints de bacillose.

Il est peu vraisemblable que les bacilles soient amenés aux téguments par la circulation générale et souvent il est possible de constater l'origine exogène de la tuberculisation cutanée. Tantôt c'est un lupus qui survient à la suite de contacts répétés avec des objets souillés par l'expectoration des phthisiques (infirmiers, garde-malades) ; tantôt c'est à la suite d'une lésion osseuse ou ganglionnaire, au voisinage d'une fistule, comme E. Besnier, Hallopeau, Jeanselme, Leloir, Jadassohn, en ont cité des exemples, que l'affection lupique se développe. D'autres fois, enfin, la vaccination doit être incriminée.

Les lupiques appartiennent presque tous à la catégorie des lymphatiques et ont présenté, dans leur enfance, les affections diverses des téguments et des muqueuses qui caractérisaient, jusqu'à ces dernières années, les formes légères ou initiales de la scrofule. Beaucoup sont de souche tuberculeuse, mais *il est exceptionnel que la tuberculose des ascendants se soit traduite par un lupus* (G. Thibierge).

DESCRIPTION. — Nous décrirons d'abord, comme nous avons coutume de le faire dans chaque maladie, quand il y a lieu, l'élément primitif, initial, caractéristique de l'affection. Nous allons donc étudier le *tubercule lupique*, nous le suivrons dans son évolution, dans ses modifications, ses transformations. Nous montrerons ensuite comment le groupement des lésions primordiales constitue le lupus vulgaire type. Enfin, nous énumérerons brièvement les principales modalités qui résultent, soit d'un aspect particulier des différents éléments du lupus, soit de l'état des tissus qui circonscrivent les lésions propres, soit enfin du siège même de la dermatose bacillaire.

Tubercules lupiques. — Ce sont de petits grains d'un rouge jaunâtre, plus ou moins clairs et transparents, ressemblant à du sucre d'orge rouge ou à de la gelée de pomme. enchâssés dans le derme et recouverts d'épiderme au travers duquel on les aperçoit par transparence.

Le tissu du tubercule lupique est d'une grande mollesse et d'une remarquable friabilité ; son peu de résistance à la dilacération est un de ses caractères distinctifs ; ce caractère permet, quand on cherche à intervenir mécaniquement dans le traitement du lupus, d'apprécier avec facilité l'étendue, les limites du tissu malade, que sa mollesse, sa friabilité font distinguer très aisément des tissus sains au milieu desquels il s'est développé, et qui s'en différencient par leur résistance beaucoup plus grande. Quand plusieurs tubercules sont réunis, le doigt qui les presse perçoit une mollesse tout à fait semblable à celle des fongosités.

Le plus souvent, le tissu du tubercule est très vasculaire ; dans certains cas même, la vascularisation est assez prononcée pour lui donner un faux air de tissu érectile. Cette particularité a fait créer la variété de *lupus angiomateux*.

Quoique les tubercules lupiques ne soient pas

très douloureux, ni spontanément, ni même à la pression, il sont néanmoins le siège d'une certaine sensibilité qui permet de les deviner par le palper quand on ne peut les voir.

Il est d'ailleurs rare que les tubercules soient assez profonds pour qu'ils ne puissent être mis en évidence à l'aide du moyen qui consiste à enduire les parties malades d'une couche de vaseline. Immédiatement, les tissus deviennent transparents et les tubercules apparaissent. C'est là un procédé auquel il ne faut jamais négliger de recourir quand on veut se rendre un compte exact de l'étendue des lésions et du nombre des tubercules.

L'évolution du tubercule lupique est, en général, lente; quoi qu'il en soit, à un moment donné, deux alternatives se présentent : ou bien le nodule s'affaisse et disparaît, ou bien il s'ulcère. C'est de cette double éventualité qu'est née la grande division en deux catégories du lupus vulgaire. Il est bon de dire, néanmoins, que si la tendance ulcérative est propre à certains lupus, tous, en revanche, présentent, à des degrés divers, la tendance atrophique et cicatricielle. C'est là un phénomène de première importance, quoique non spécial à la néoplasie tuberculeuse. Voici comment les choses se passent : « Les tubercules les premiers développés s'affaissent, leurs éléments s'atrophient; à leur place, l'épiderme qui était tendre et brillant se plisse, s'exfolie, desquame et une petite dépression cicatricielle se produit à ce niveau » (du Castel).

Ajoutons que les tissus qui avoisinent les tubercules lupiques présentent presque toujours un certain degré d'infiltration ; celle-ci peut même parfois atteindre des proportions considérables et constituer une modalité particulière que nous signalerons en temps opportun.

Enfin, on rencontre fréquemment, au niveau ou au voisinage des lésions lupiques, de petits points blancs, arrondis, faciles à énucléer (grains de milium) qui semblent assez particuliers à cette affection et qui ne s'observent guère sur les syphilides ou les tubercules de la lèpre.

Assez rarement, les tubercules restent discrets, isolés les uns des autres, constituant le *lupus tuberculeux disséminé*. Beaucoup plus fréquemment, les tubercules se réunissent, se conglomèrent pour former les placards lupiques. Ces placards siègent le plus souvent sur la joue, sur le nez ou en quelque autre endroit de la face, plus rarement sur les membres ou sur le tronc. Leur forme est, en général, arrondie ou ovalaire, leur coloration rougeâtre avec des points blanchâtres et déprimés, occupant généralement le centre de la plaque et témoignant du processus régressif sur le quel nous avons déjà insisté ; au centre, mais aussi et surtout à la périphérie, apparaissent les éléments caractéristiques, les tubercules dont nous avons donné plus haut la description.

Le lupus tuberculeux agminé peut continuer à évoluer sans s'ulcérer (*lupus tuberculeux non exedens*) ; il peut, après être resté *non exedens* pendant un certain temps, devenir *exedens* en totalité ou beaucoup plus fréquemment en partie ; il peut enfin s'ulcérer d'emblée : c'est *le lupus tuberculeux exedens ou ulcéreux proprement dit.* Nous avons décrit le lupus non exedens, examinons rapidement les caractères du lupus exedens.

Dans les cas où un lupus primitivement *non ulcéreux* devient *ulcéreux*, le tubercule s'enflamme, se ramollit dans sa partie superficielle ou dans toute son étendue, les téguments périphériques rougissent, se tuméfient et le foyer s'ouvre à l'extérieur.

Dans les cas, au contraire, où le lupus est *ulcéreux* d'emblée, on voit se former des sortes de petits abcès dermiques reposant sur une base rouge plus ou moins infiltrée qui s'ouvrent à l'extérieur et qui simulent assez grossièrement des éléments d'acné. Quel qu'en soit le début, le *lupus exedens*, une fois constitué, est caractérisé par des ulcérations le plus souvent indolentes, de coloration rouge, à fond bourgeonnant, sécrétant un liquide sanieux qui se concrète en croûtes jaunâtres ou noirâtres.

On devine sans peine à quels délabrements, à quelles monstrueuses mutilations, le lupus ulcéreux peut donner lieu dans sa marche envahissante, que le développement de la néoplasie se fasse en profondeur ou en surface atteignant les orifices naturels, les déformant, les mutilant et gagnant les muqueuses.

On remarquera que nous n'avons jusqu'à présent parlé que du *lupus typique*, ou si l'on veut *schématique* : notre description y a gagné, nous l'espérons, en clarté ; mais il faut bien savoir que l'aspect du lupus vulgaire varie à l'infini et qu'il est peu d'affections de la peau qui aient poussé les dermatologistes à créer un aussi grand nombre de formes cliniques. Nous n'étudierons que les principales et cela très sommairement.

Ces formes sont commandées par trois chefs principaux : 1° Les caractères objectifs du lupus ; 2° son évolution, sa marche ; 3° son siège.

1° *Formes commandées par les caractères objectifs du lupus.* — Si la néoplasie n'infiltre pas profondément le derme et ne fait pas une saillie notable, c'est le *lupus plan* ou *maculeux*, variété à laquelle se relient les lupus dits *exfoliants*, *squameux*, *psoriasiformes*, dont l'épithète dénonce l'aspect.

Si, au contraire, les tubercules deviennent plus exubérants et saillants au-dessus des téguments, le lupus est alors dit *élevé*; s'ils sont, en même temps, mollasses, gélatiniformes et présentent même de fines arborisations vasculaires, le lupus est dit *myxomateux*.

Dans les variétés ulcéreuses, on observe, suivant les cas, des formes *serpigineuses, fongueuses, végétantes, papillomateuses*, etc.

2° *Formes commandées par l'évolution du lupus.* — Le *lupus scléreux* proprement dit de E. Vidal, qui s'observe surtout aux extrémités, est caractérisé par une marche centrifuge avec tendance à la formation d'une cicatrice scléreuse centrale, tandis que la périphérie prolifère.

Dans les *formes hypertrophiques* et *éléphantiasiques* la production de tissu scléreux et papillomateux est telle que les membres inférieurs sont élargis, déformés, et ressemblent à des jambes atteintes d'éléphantiasis. C'est probablement à ces variétés qu'il faut rattacher le tubercule anatomique et la tuberculose verruqueuse de Riehl et Paltauf (voir p. 8 et 12), dont les caractères sont presque identiques à ceux du lupus scléreux.

Quand les ulcérations du *lupus exedens* sont profondes, on a les formes *perforantes, térébrantes*, si fréquentes aux narines, à la cloison, etc.

Si l'ulcération marche avec une grande rapidité et fait disparaître promptement les tissus normaux, on a les formes *vorax*, ou *phagédéniques*, lesquelles causent d'épouvantables délabrements détruisant les lèvres, le nez, les paupières, le voile du palais, etc.

3° *Formes commandées par le siège du lupus.* — Nous avons signalé en passant les formes qui affectent de préférence la face, les extrémités, etc.; il nous reste à dire un mot du *lupus des muqueuses.*

Le lupus gagne fréquemment la muqueuse palpébrale, la muqueuse nasale, celle des gencives, de la voûte palatine et du voile du palais. Quand le lupus des muqueuses ne coïncide pas avec un lupus bien caractérisé de la peau, son diagnostic est fort difficile. Plus tard, il devient plus facilement reconnaissable et peut d'ailleurs présenter les mêmes variétés que le lupus des téguments.

Il peut gagner le pharynx, le larynx, les cordes vocales, l'épiglotte, déterminant des troubles fonctionnels sur lesquels il est inutile d'insister.

Le lupus de la langue est absolument rare, on n'en connaît que deux cas, ceux de Leloir et de Michelson. On a décrit le lupus du scrotum, du pénis et celui de la vulve qui a été peut-être confondu avec des affections d'autre nature sous le nom d'*esthiomiène.*

Évolution, Marche. — Le lupus vulgaire est une maladie de longue durée et met toujours plusieurs mois ou plusieurs années à évoluer.

Il peut guérir spontanément en laissant une cicatrice. Il peut rester stationnaire pendant fort longtemps. Il peut enfin gagner lentement du terrain et envahir de larges surfaces.

Ajoutons que, même après guérison en apparence complète, il peut récidiver *in situ*.

Complications. — Signalons les adénites, dues, pour E. Besnier, à la pénétration dans les voies lymphatiques du bacille de la tuberculose qui, de là, pénètre encore plus profondément dans l'organisme et peut envahir les viscères, les poumons en particulier.

Parmi les complications locales, signalons, outre les déformations souvent considérables que le lupus détermine (ectropions, atrésie des narines, etc.), les phénomènes de congestion, l'œdème persistant des parties envahies et souvent des régions voisines, les lymphangites et l'érysipèle. Ce dernier, qui est assez fréquent, est remarquable par sa bénignité et exerce même parfois sur le lupus une sorte d'action curative.

Enfin le lupus vulgaire peut se compliquer d'épithélioma. La néoplasie change alors d'aspect, évolue avec une assez grande rapidité, envahit et détruit très vite les tissus profonds et cause la mort par le marasme.

DIAGNOSTIC. — L'affection qui peut le plus prêter à confusion est la *syphilis*. Dans nombre de cas, le traitement seul indique la nature de la maladie. L'évolution est loin cependant d'être la même pour les deux affections, et quand on se trouve en présence d'une lésion douteuse mais qui dure depuis fort longtemps, depuis des années par exemple, on peut presque *affirmer* le diagnostic de lupus. Outre ce caractère, il en est d'autres qui permettent de différencier les deux affections : le tubercule lupique est plus jaune, plus transparent, il se laisse plus facilement dilacérer que le tubercule syphilitique. Parmi les formes cliniques qui présentent les plus grandes difficultés de diagnostic différentiel, signalons les formes scléreuses, serpigineuses qui peuvent simuler complètement les syphilides tuberculo-ulcéreuses et tuberculo-croûteuses et aussi les variétés ulcéreuses du nez et de la lèvre supérieure dont l'évolution, assez souvent rapide, pourrait aisément induire en erreur.

On ne confondra pas les tubercules lupiques avec ceux de la lèpre : ils n'en ont ni la couleur spéciale, ni l'opacité, ni la consistance, ni l'insensibilité.

Une assez grande difficulté surgit quand le lupus se complique d'épithélioma.

Enfin, le lupus des muqueuses est, nous

l'avons vu, fort difficile à diagnostiquer au début, mais son évolution éclaire assez rapidement le médecin.

ANATOMIE PATHOLOGIQUE. PATHOGÉNIE. — Le lupus tuberculeux présente tous les caractères histologiques propres aux lésions tuberculeuses : la *cellule géante*, le *follicule tuberculeux* et, chose essentielle, seule pathognomonique, le *bacille de Koch*. Celui-ci a été rencontré pour la première fois par Pfeiffer dans un lupus de la conjonctive. Il a été retrouvé depuis par tous les auteurs qui l'ont consciencieusement cherché, car il faut avouer qu'*il y est extrêmement rare*, nous voulons dire que chaque lésion lupique en contient un très petit nombre et qu'il est nécessaire de multiplier les coupes pour arriver à démontrer sa présence.

Il semble donc que, si la nature réellement bacillaire du lupus est actuellement tout à fait démontrée pour la plupart des formes que nous avons étudiées plus haut, il ne s'agit néanmoins là que d'une tuberculose très atténuée ; atténuée à cause de son peu de virulence, de la bonne santé de la plupart des individus qui en sont atteints et de la grande rareté des bacilles dans le tissu morbide. Leloir a établi, dans ses communications au *Congrès pour l'étude de la tuberculose*, que les insuccès des premiers expérimentateurs, qui ont tenté d'inoculer aux animaux les tissus lupiques, ont résulté de ce fait que le lapin est réfractaire aux inoculations de tissu lupique pratiquées en dehors de l'œil; cela n'avait pas empêché d'ailleurs E. Besnier de maintenir la nature bacillaire du lupus de Willan ; le cobaye est l'animal de choix. Leloir insiste également sur ce détail d'expérimentation qu'il faut employer, pour inoculer de *gros morceaux* de tissu morbide. Dans ces conditions, on obtient la tuberculisation de l'animal, mais la généralisation bacillaire s'opère lentement. En outre, le passage chez l'animal de cette tuberculose n'accroît que très difficilement sa virulence.

Faut-il chercher la cause du peu de virulence du lupus vulgaire dans le petit nombre des bacilles qu'il renferme, comme le veut Nocard ? Faut-il supposer avec Arloing que la scrofulo-tuberculose, dont le lupus est une des branches, est occasionnée par un virus spécial ou tout au moins distinct du virus tuberculeux ordinaire par les qualités de sa virulence ?

Quelle que soit l'opinion qu'on admette, il faut convenir que la nature tuberculeuse est aujourd'hui nettement démontrée pour la plupart des lupus.

Traitement

TRAITEMENT INTERNE. — Ainsi que le fait remarquer E. Besnier, il n'existe aucun médicament spécifique de la tuberculose lupique, aucun agent modificateur capable de jouer, à l'égard de la bacillose cutanée, le rôle que tiennent si bien le mercure et l'iodure de potassium dans la thérapeutique de la syphilis. Il ne faut compter non plus ni sur la prétendue action de l'érysipèle provoqué dans un but thérapeutique, ni sur les effets modificateurs de la fameuse tuberculine de Koch. « Après avoir soumis la méthode de Koch à une expérimentation méthodique et dépourvue de toute idée préconçue », dit le médecin de l'Hôpital Saint-Louis, « nous avons renoncé à son emploi, à cause de son insuffisance et de ses dangers ».

Chez la plupart des lupiques, la médication interne de choix consiste dans l'administration de l'huile de foie de morue, créosotée ou non, aux plus hautes doses possibles. C'est-à-dire qu'un adulte doit en absorber 4 à 8 cuillerées à soupe par jour.

Les injections hypodermiques, à haute dose, d'huile créosotée à l'aide des procédés institués par Gimbert et perfectionnés par Burlureaux, donnent aussi, dans certains cas, des résultats inespérés.

Les arsenicaux pourront rendre aussi de grands services ; on aura recours à la liqueur de Fowler pure ou additionnée d'une préparation ferrugineuse comme dans la formule de Hebra, par exemple :

```
Liqueur de Fowler . . . . .      4 grammes
Teinture de malate de fer  . .  60      //
Eau de menthe . . . . . .  120      //
Deux cuillerées à soupe par jour.
```

Les iodiques sont d'excellents modificateurs de la constitution des strumeux. On leur ordonnera le sirop iodo-tannique de Guilliermond, le sirop de raifort iodé, la teinture d'iode ; s'ils sont un peu anémiques, le sirop d'iodure de fer.

Hardy vantait, comme le meilleur médicament du lupus et de la scrofule, le chlorure de sodium administré à la dose de 1 à 3 grammes par jour. Mentionnons encore les médicaments dit antibacillaires, la créosote et l'iodoforme ; ce dernier aurait donné d'excellents résultats entre les mains de M. Morel-Lavallée sous forme d'injections hypodermiques de vaseline iodoformée.

Il sera toujours utile, pour le lupique, d'employer, sur indication précise, le quinquina, le fer, les phosphates ; l'oxygénation (cures d'air et d'oxygène) ; la balnéation chaude et tonique, sulfureuse et saline ; les cures hydrothermales salines de tous les pays ; Kreuznach, Salies, Salins, Lavey, Bex, etc. ; sulfo-salines ou sulfureuses d'Uriage, de Saint-Gervais, de Schinznach, de Cauterets, de Bessège, de Bagnères-de-Luchon, etc., salines et arsenicales, au premier rang desquelles la Bourboule ; iodurées de Challes, etc., les stations maritimes et les sanatoria de tout ordre. *Mais avec cette réserve qu'employés seuls, ces médicaments sont toujours insuffisants à guérir le lupus* (Ernest Besnier).

TRAITEMENT EXTERNE. — C'est le seul qui agisse d'une façon véritablement efficace dans la thérapeutique des tuberculoses lupiques.

Nous diviserons les différentes méthodes de traitement externe du lupus tuberculeux en deux grandes catégories : Les méthodes sanglantes et les méthodes non sanglantes.

1. MÉTHODES SANGLANTES.— Elles comprennent : *a*) l'extirpation ; *b*) le raclage seul ou combiné avec l'emploi des caustiques ; *c*) la scarification seule ou combinée avec l'emploi des antiseptiques.

Extirpation. — Elle semble, en principe, ainsi que le fait remarquer E. Besnier, la méthode par excellence parce qu'elle est la plus radicale et la plus simple. Mais elle n'est possible que lorsque la lésion n'a que fort peu d'étendue ; elle ne met pas à l'abri des récidives et laisse toujours la possibilité éventuelle d'une auto-inoculation des surfaces de section.

Raclage. — *Instruments.* On peut se servir pour cette opération, des curettes de Volkmann ; mais il est préférable d'employer les modèles de curettes dus à E. Besnier et à E. Vidal. Les curettes de Besnier sont de petites cuillers tran-

chantes dont le fond est fenestré, ce qui les trans-
forme en anneaux tranchants dont le maniement
et le nettoyage sont très faciles.

L'instrument de E. Vidal consiste en une sorte de
lame aplatie, courbée en forme d'arc de cercle et
constituant, en somme, une rugine semi-lunaire.

Mode opératoire. Pour opérer un raclage,
qnand il s'agit d'un lupus de peu d'étendue, on
tient la curette comme une plume à écrire ; s'il
s'agit, au contraire, de vastes surfaces scléreuses
papillomateuses à abraser, on prend une large
curette que l'on saisit solidement dans la main
comme un couteau. Puis, l'instrument tranchant
est promené largement et énergiquement sur
toutes les surfaces pathologiques.

Quand l'opérateur a une certaine habitude, il
reconnaît très bien, aux différences de consistance, les tissus morbides et les tissus sains. Il
ménage le plus possible ces derniers. Une hémorrhagie immédiate assez abondante se produit ; elle est aisément arrêtée par la compression ouatée. Puis la plaie est pansée et l'essentiel,
dit E. Besnier, est de réprimer les jours suivants
le bourgeonnement exubérant de sa surface avec
le nitrate d'argent. C'est là ce que le médecin de
Saint-Louis appelle *diriger* le processus de la
cicatrisation.

Résultats. Avec ce procédé, employé avec
beaucoup d'attention, on peut obtenir des guéri-

sons extrêmement rapides ; mais il faut bien savoir qu'au point de vue de la *restitutio ad in-
tegrum* des téguments, les résultats n'ont jamais
la valeur de ceux que donnent d'autres méthodes
et, en particulier, les scarifications linéaires quadrillées.

D'ailleurs, le raclage n'est guère applicable
que dans le traitement des lupus des membres,
du tronc, des conjonctives et des cavités nasales,
buccales, pharyngiennes, c'est-à-dire dans les
cas où il n'est pas absolument nécessaire d'avoir
des cicatrices parfaites, et lorsque la scarification
est difficile, sinon impossible à pratiquer.

Le raclage réussit surtout dans la tuberculose
verruqueuse de Biehl, dans les lupus scléreux
papillomateux, dans le tubercule anatomique,
comme l'ont prouvé depuis bien longtemps E.
Besnier et E. Vidal.

Scarification. — Le véritable instigateur de
la méthode est Volkmann qui pratiquait les scarifications ponctués ; Balmanno Squire substi-
tua, à ces dernières, la scarification linéaire. C'est
surtout à E. Vidal que revient l'honneur d'avoir
réglé l'application méthodique et définitive du
procédé ; mais, après lui, E. Besnier a contribué,
pour une grande part, à la vulgarisation de la
scarification linéaire.

Instruments. Le scarificateur généralement
employé est celui de E. Vidal : c'est une lame

plate de 2 à 3 millimètres de large et de 2 à 3 centimètres de long, à bords tranchants et à pointe
triangulaire de 2 millimètres de côté. Cette lame
est montée sur un manche analogue à celui des
aiguilles à cataracte. Cet instrument solide et
léger est des plus maniables.

Anesthésie locale. Quand on a affaire à un
malade courageux, il est préférable de ne pas
pratiquer l'anesthésie locale qui modifie toujours
plus ou moins les tissus à scarifier en les déco-
lorant et en les indurant.

Mais le plus souvent l'insensibilisation préa-
lable est exigée par les malades. On emploiera
donc soit les pulvérisations d'éther, soit les applications de chlorure de méthyle suivant la méthode du Dr Bailly. Le chlorure de méthyle est
maintenu liquide dans un tube de verre entouré
d'un autre tube plus grand faisant manchon, le
vide ayant été pratiqué entre les deux tubes. On
trempe dans ce chlorure de méthyle un pinceau
de charpie ou mieux un tampon de ouate entouré
de gaze de soie et monté sur un manchon en bois
et on l'applique sur la partie à anesthésier. On
voit alors cette dernière blanchir, se congeler et,
par suite, devenir insensible.

On pourra enfin employer avec une grande
prudence les injections hypodermiques de cocaïne. Mais on se souviendra que, chez des sujets
prédisposés, des doses minimes peuvent produire des accidents graves.

Mode opératoire. La situation à donner au patient varie avec les opérateurs. E. Besnier le fait coucher sur un lit d'opérations ; L. Brocq préfère l'opérer assis, le buste droit. Parfois, dit ce dernier, il est utile de se placer derrière le malade, de saisir fortement sa tête avec le bras gauche et de l'appuyer contre sa poitrine pendant qu'on scarifie avec la main droite.

Le scarificateur de E. Vidal doit être tenu sans raideur comme une plume à écrire ; alors les doigts agissant seuls, on couvre de hachures incisées le tissu pathologique, exactement comme si, dit E. Besnier, avec une plume à écrire, on voulait l'ombrer régulièrement à la manière des dessinateurs.

Les incisions doivent toujours être pratiquées *perpendiculairement* à la surface des téguments et non obliquement en fauchant. Quand on a terminé la première série d'incisions parallèles entre elles et séparées par des distances égales, on pratique une deuxième, parfois même une troisième série d'incisions également parallèles, coupant les premières à angles plus ou moins aigus et formant avec elles des losanges.

Quand l'opérateur a acquis une certaine habitude, le scarificateur s'enfonce dans le tissu lupeux, mou et friable, pénètre jusqu'aux dernières limites du mal et s'arrête automatiquement, pour ainsi dire, aux parties saines. Il faut apprendre à n'agir ni trop superficiellement, ni trop profondément, si l'on veut agir utilement et éviter les cicatrices. Quand on a à traiter un lupus au début, il faut, suivant la recommandation de E. Vidal, avoir soin de dépasser les bords apparents de la néoplasie de quelques millimètres, car les vaisseaux de la périphérie sont intéressés et, si l'on négligeait cette précaution, on verrait le lupus se développer excentriquement.

Lorsqu'on scarifie certains lupus ulcéreux ou certaines variétés dans lesquelles les lésions se développent en profondeur, il ne faut pas hésiter à enfoncer le scarificateur à fond, jusqu'à ce qu'on ait atteint un tissu résistant.

Les premières séances de scarification s'accompagnent d'hémorrhagies assez considérables mais qui cèdent toujours à l'application d'un bourdonnet de ouate hydrophile sur lequel on exerce, s'il y a lieu, une légère compression. Il arrive cependant que, dans les cas où il est nécessaire d'effectuer d'assez grands délabrements, la compression ouatée ne suffisant pas, on est obligé d'avoir recours au perchlorure de fer, au nitrate d'argent, ou même au thermocautère.

Soins consécutifs. Quand l'hémorrhagie est arrêtée, la région scarifiée est lotionnée à l'aide d'un tampon de ouate hydrophile imbibée d'une solution antiseptique (eau boriquée, liqueur de Van Swieten pure ou coupée par moitié d'eau bouillie) ; puis, quand l'irritation produite par l'opération est un peu calmée, on recouvre exactement toutes les parties malades de morceaux d'emplâtre de Vigo. Nous attachons la plus grande importance à ces applications d'emplâtre de Vigo dans l'intervalle des scarifications. Plus elles seront pratiquées avec soin et persévérance, nuit et jour, plus la guérison sera rapide.

Si l'emplâtre de Vigo est mal supporté, on le remplace par l'emplâtre rouge de E. Vidal.

Dans la grande majorité des cas, on peut faire une nouvelle séance au bout de cinq ou six jours ; pour plus de régularité, on scarifie les malades tous les huit jours.

Au bout de quelques semaines, le lupus change d'aspect, il devient moins turgide, les tubercules se clairsèment ; c'est la *période des tubercules isolés*.

Vient ensuite une période de perfectionnement pendant laquelle on parachève l'œuvre commencée en pourchassant le mal jusque dans ses derniers retranchements.

Mais tout n'est pas encore terminé ; pendant une dernière et assez longue période de surveillance, il faut continuer à suivre le sujet et agir sur les points qui paraissent douteux.

On comprend que la durée du traitement par les scarifications soit extrêmement variable, suivant que la régularité du traitement est observé

et aussi suivant la forme de lupus qu'on a à
traiter.

La méthode des scarifications, bien qu'elle
donne de merveilleux résultats, a été l'objet de
critiques nombreuses et de la part des maîtres
les plus éminents. C'est ainsi que E. Besnier
pense qu'elle favorise les réinoculations locales
du lupus, qu'elles produisent l'auto-infection des
opérés et augmentent ainsi le nombre des lupiques qui deviennent phthisiques. « Malgré les
recherches de E. Vidal et les nôtres dans le but
d'élucider cette question, les preuves absolues
manquent encore à l'appui des assertions du savant médecin de Saint-Louis. Aussi, quand nous
nous trouvons en présence d'un lupus vulgaire
typique, si la santé générale est parfaite, nous
nous croyons en droit de lui faire des scarifications seules ou associées à des cautérisations ».

2. MÉTHODES NON SANGLANTES. — **Fer rouge ou
caustiques ignés.** — C'est la méthode favorite de
M. E. Besnier : on doit à ce maître d'en avoir
précisé le mode d'application, d'en avoir démontré les avantages, de l'avoir vulgarisée et
rendue pratique par les instruments qu'il a fait
construire.

Instruments. On peut se servir de la pointe
fine du thermo-cautère Paquelin, mais il est
bien préférable d'employer, quand on le peut,
le galvano-cautère dont le rayonnement est beau-

coup moindre, et qui consiste essentiellement en une anse de fil de platine formant aiguille et qu'on porte au rouge à l'aide d'un courant galvanique assez puissant.

La forme du cautère peut d'ailleurs varier à l'infini au gré de l'opérateur. E. Besnier en a fait construire des types les plus divers : pointes uniques, doubles, triples, multiples, en grille, en rateau, etc.

Nous estimons que toutes les indications peuvent être remplies à l'aide d'un cautère à pointe simple courte, un cautère à pointe simple allongée, un cautère à pointe double, un autre enfin à pointe triple ou quadruple.

Mode opératoire. On pourra employer, pour anesthésier préalablement les parties à cautériser, le stypage du Dr Bailly (de Chambly) que nous avons précédemment décrit ; mais il sera de beaucoup préférable de s'en passer s'il est possible, l'opération étant rendue beaucoup plus difficile et aussi moins parfaite par la teinte blanche uniforme que présentent alors les téguments.

Suivant la sage recommandation de E. Besnier, il ne faut porter la pièce de platine dont on se sert qu'au rouge sombre et jamais au rouge blanc *pour que l'opération ne devienne pas sanglante* et pour qu'on ne soit pas ébloui par le rayonnement du cautère.

« Lorsque le lupus est peu étendu, on pratique,

avec une pointe fine de platine rougie, une série de ponctuations séparées l'une de l'autre d'un millimètre environ, de manière à tatouer littéralement la petite plaque ; avec l'électro-cautère en forme de fourche, de grille à plusieurs pointes, la même opération peut être exécutée plus rapidement encore ; *au niveau des parties lupiques la pénétration des cautères est extrêmement facile et la main sent parfaitement le moment où la résistance du tissu sain se produit.* Dans tous les cas, la pénétration doit dépasser de un ou deux millimètres les dernières limites appréciables du néoplasme et porter, par conséquent, sur les tissus sains dans toute la périphérie.

Le même procédé opératoire à l'aide de la pointe unique s'applique très heureusement à la destruction de ces nombreux foyers de lupus repullulant qui semblent défier tous les efforts de la scarification et qui apparaissent comme de petits grains jaunâtres transparents, semblables à du sucre d'orge, au milieu des mailles du réseau cicatriciel.

Quand il s'agit de vastes surfaces lupiques, telles que celles qui occupent toute la face, les ponctions profondes avec les grilles électro-caustiques, les scarifications linéaires avec le couteau galvano-caustique permettent d'arriver au but en un temps relativement rapide.

Sur les muqueuses buccale, palatine, pharyn-
gée, la galvano-caustique trouve une application
merveilleuse de simplicité et d'innocuité, voire
même de remarquable insensibilité » (E. Besnier).

Les principales règles de la galvano-caustique
appliquée au traitement du lupus tuberculeux
se trouvent résumées dans ces quelques pré-
ceptes empruntés à l'enseignement du savant
médecin de Saint-Louis.

Quand on opère avec beaucoup de soin et que
l'on éteint avec une certaine lenteur dans les tissus, le cautère porté au rouge sombre, on n'a pas
le moindre écoulement sanguin. S'il s'en produit
un quand même, la moindre compression suffit
à l'arrêter.

Soins consécutifs. On couvre tout simplement
la partie opérée de quelques doubles de tarlatane
imbibée d'eau boriquée ; puis quand l'irritation
opératoire est calmée, les malades appliquent des
rondelles d'emplâtre rouge ou d'emplâtre de
Vigo jusqu'à la veille du jour où ils doivent subir une nouvelle séance de cautérisation.

Il faut un certain temps pour que la cicatrisation soit assez avancée pour permettre d'agir de
nouveau et, dans la grande majorité des cas,
nous opérons tous les quinze jours.

Il est fort difficile de dire combien de séances
de cautérisation sont nécessaires pour guérir un
point donné de lupus; on paraît néanmoins agir

plus vite que par le procédé des scarifications.
Mais si, dans les mains, expérimentées s'il en
fût, d'Ernest Besnier, l'ignipuncture peut produire des cicatrices lisses, souples, vraiment
belles, il faut reconnaître qu'il est loin d'en être
toujours ainsi et que, sous ce rapport, le procédé
de l'ignipuncture n'est pas comparable à celui
des scarifications. Le galvano-cautère et l'électro-
cautère donnent des cicatrices qui présentent des
tractus blanchâtres, des indurations *et même de
véritables kéloïdes.*

Électrolyse. — Les quelques tentatives que
nous avons faites dans le but de traiter le lupus
par l'électrolyse ont échoué, et nous croyons que
la méthode actuelle doit être notablement modifiée pour devenir pratique.

Parasiticides. Caustiques chimiques. — Après
avoir constitué longtemps la méthode essentielle
de traitement externe du lupus, les caustiques
sont, aujourd'hui, abandonnés comme *méthode
générale* par un grand nombre de dermatologistes, par Ernest Besnier en particulier.

« Nous ne prétendons pas, dit le médecin
de Saint-Louis, que l'on ne peut pas guérir
certains cas de lupus par l'emploi bien dirigé
des caustiques classiques — chlorure de zinc,
caustique de Vienne, pâte du frère Côme, nitrate de plomb, etc., — ou des agents de réduction (caustiques électifs) dont beaucoup de

dermatologistes poursuivent encore aujourd'hui
l'application — acides pyrogallique, chryso-
phanique, salicylique, etc. Loin de là ! Mais
comme il est possible d'en réaliser de semblables
avec moins de douleur, en détruisant beaucoup
moins de tissu sain et en mettant les malades à
l'abri de la plupart des accidents et des revers
des cautérisations proprement dites à l'aide des
agents chimiques, nous trouverions illogique de
continuer à les employer comme méthode générale ».

Nous avons tenu à exposer complètement, et
peut-être un peu longuement, les différentes méthodes employées dans le traitement des lupus.
Si l'on nous a bien compris, on reconnaîtra que
la plupart de ces méthodes exigent, de la part
du médecin, une certaine pratique et même,
pour les méthodes sanglantes, une réelle habitude.

A ceux qui ne peuvent s'instruire que théori-
quement, nous conseillons de s'en tenir — la
chose est possible — à la méthode des cautérisations ignées : c'est encore celle qui nécessite le
moins de pratique effective, c'est celle qui permet d'agir d'une manière efficace avec l'outil-
lage ordinaire du médecin, puisqu'à la rigueur
le thermo-cautère suffit.

II. LUPUS ÉRYTHÉMATEUX

Nous serons beaucoup plus brefs en ce qui
concerne le lupus érythémateux.

HISTORIQUE. — La dénomination de *lupus érythémateux*, aujourd'hui universellement adoptée, a été créée par Cazenave en 1851.

Bateman avait vu le lupus érythémateux et il en faisait une variété de l'ichthyose, l'*ichthyose simple*.

Rayer le premier déclara que c'était une erreur de ranger ces cas dans les ichthyoses et il les rattacha à une altération des follicules sébacés. Lors donc que Hebra décrivait, en 1845, la *séborrhée congestive*, il ne faisait que développer la notion posée par Rayer, il ne la créait pas.

Bien plus, le fait capital, c'est-à-dire *la notion d'une variété de lupus distincte du lupus de Willan*, appartenait à Biett qui en parlait à l'hôpital Saint-Louis en 1828, non pas vaguement, mais comme *d'une variété du lupus non exedens, ce dernier comprenant aussi une variété tuberculeuse*.

Les quelques lignes qui suivent ne laisseront aucun doute dans l'esprit du lecteur sur l'idée très précise que Biett se faisait du lupus érythémateux :

« Dans quelques cas, la maladie semble n'affecter que les couches les plus superficielles du derme. On observe cette variété à la face, aux joues en particulier. *Il ne se développe pas de tubercules*, il ne se forme pas de croûtes, mais *la peau prend une teinte rouge ;* des exfoliations épidermiques ont lieu sur la surface malade; la peau s'amincit graduellement; *elle est lisse, luisante, rouge et offre ensuite l'apparence d'une cicatrice qui se serait formée après une brûlure superficielle; la rougeur disparaît sous la pression du doigt, etc. ».*

Cette description sommaire, n'abordant que très superficiellement la question pathogénique, pourrait à la rigueur servir de définition.

E. Besnier revendique *sans restriction* pour le lupus érythémateux l'origine bacillaire qu'il était presque seul à attribuer naguère au lupus tuberculeux. Peut-être aura-t-il encore une fois raison. Cela ne surprendra personne. L'avenir jugera.

Description. — E. Besnier admet qu'il existe dans le lupus érythémateux deux types dermatographiques principaux réalisés selon que les altérations prédominent dans le système vasculaire du derme vague ou, au contraire, qu'elles se limitent plus particulièrement aux appareils différenciés. D'où les deux types : 1° type vasculaire ou érythémateux; 2° type folliculaire.

1° Type vasculaire ou érythémateux. — Ce type, d'après E. Besnier, est représenté par des taches, des plaques lisses, de couleurs rose, rouge, livide, pâle, chamois, etc., disparaissant en partie sous la pression du doigt.

La forme des lésions est ponctuée, nummulaire

ou diffuse ; les contours en sont plus ou moins
bien limités ; le centre se déprime ordinairement,
s'aplatit relativement, s'exfolie, reprend l'aspect
normal ou demeure atrophié, cicatriciel, en
même temps que la bordure s'étale et que le
processus centrifuge évolue.

Cette forme, d'après le même auteur, comprend trois variétés que nous ne ferons qu'énumérer : *a*) le *lupus érythémateux simple* ; *b*) le
*lupus érythémateux exanthématoïde, lupus
exanthématique* ; *c*) le *lupus érythémateux
livide, asphyxique, lupus pernio*.

Dans la première de ces variétés, le médecin
de Saint-Louis range le *vespertilio*, le lupus
érythémato-squameux, pityriasiforme, psoriasi-
forme, le lupus séborrhéique le lupus érythémateux hypertrophique.

Dans la seconde, il place le lupus érythémateux exanthématoïde localisé et le lupus érythémateux exanthématique généralisé commandant
lui-même les sous-variétés :

α) forme propre aux jeunes sujets :

 saisonnière, lupus engelure.

β) formes propres aux adultes :

 subaiguë, variété iris ;

 suraiguë galopante ;

 chronique grave.

La troisième, constituée par le lupus érythémateux, asphyxique, pernio, s'observe à la face

et aux extrémités ; il peut s'accompagner de vari-
cosités volumineuses à la longue, d'ulcérations
nécrotiques et même de synovites fongueuses.

2° **Type folliculaire. Forme mixte.** — Exceptionnellement, dit E. Besnier, on peut observer
ce type pur — sébacé, sudoral, pilaire — sans
manifestation hyperhémique autre que celle du
début ou de la périphérie. Quelquefois diffus,
plus ordinairement formant des plaques, des
disques isolés, agminés, confluents, réguliers ou
non. D'une manière plus ou moins nette, *leur
surface est d'un gris plâtreux, plus ou moins
rugueuse, sèche, recouverte d'un exfoliat grisâtre, extraordinairement adhérent, se conti-
nuant dans les canaux folliculaires et laissant
voir, quand il est avulsé, une ponctuation fine,
ou un granité hyperkératosique.*

Ce type comprend :

a) Le *lupus acnéique* ou *folliculaire*, lequel
correspond à l'*herpès crétacé* de Devergie.

b) Le *lupus érythémato-folliculaire*, qui est la
forme prédominante ; voici quels en sont les caractères d'après le savant médecin de Saint-
Louis : « Exceptionnellement, elle couvre de
grandes surfaces conservant, au milieu de leur
aire, la rougeur érythémateuse maculée par places
de rudiments squameux ou crétacés et bordées par
une ligne sinueuse, crétacée, érythémateuse ou
pigmentaire. Le plus ordinairement, la rougeur

s'éteint au centre et se cantonne à la bordure, formant une lisière érythémateuse un peu élevée, qui marque le processus de progression, sépare nettement les parties malades des parties saines, et forme la limite du plateau central plus ou moins déprimé, quelquefois cupuliforme, ou, au contraire, un peu surélevé quand il n'a pas été débarrassé de son exsudat plâtreux » (E. Besnier).

Pour L. Brocq, on confond, sous le nom de lupus érythémateux, deux types cliniques objectivement distincts l'un de l'autre :

« L'un d'eux est caractérisé *par sa localisation très spéciale aux deux joues*, en particulier aux pommettes, à la face dorsale du nez, aux oreilles, *par sa symétrie absolue, par sa superficialité, par ses tendances congestives, par son évolution des plus capricieuses, par son extension rapide, par ses alternatives d'amélioration ou même de disparition puis d'aggravation.*

« Nous lui avons donné le nom d'*érythème centrifuge symétrique* : c'est le *vespertilio* de quelques auteurs.

« L'autre est caractérisé *par sa localisation en un point quelconque de la face, par son unilatéralité ou par un défaut de symétrie quand il est bilatéral, par sa profondeur, par sa fixité, par son évolution assez lente ;* il est peut-être comme le lupus vulgaire une tuberculose locale ; nous lui avons donné le nom de *lupus érythé-*

mateux fixe : c'est à lui que nous croyons devoir réserver désormais le nom de *lupus érythémateux.* Entre ces deux formes existent d'ailleurs tous les intermédiaires ».

Unna a proposé une dénomination nouvelle, *ulérythème,* pour toutes les lésions érythémateuses des téguments qui peuvent aboutir à un processus cicatriciel. Les dermatoses comprises jusqu'ici sous le nom de lupus érythémateux sont donc pour lui des ulérythèmes.

Marche. Durée. Terminaison. — La marche est essentiellement variable suivant les formes de la maladie. L'érythème centrifuge symétrique est d'une façon très nette influencé par les saisons : presque toujours au printemps, souvent même à l'automne, il augmente d'intensité.

Les formes fixes ont, au contraire, une évolution presque identique à celle du lupus vulgaire.

L'érythème centrifuge symétrique, après une durée qui varie de quelques mois à plusieurs années, tend spontanément à la guérison et disparaît sans laisser de traces ou en laissant des cicatrices blanches déprimées plus ou moins marquées, parfois indélébiles et qui permettent souvent de porter un diagnostic rétrospectif ou de l'affirmer lorsqu'il y a encore quelque plaque en activité.

Le lupus érythémateux fixe a une durée indéfinie ; il a cependant plus de tendance que le lupus tuberculeux vulgaire à évoluer vers la guérison en laissant des cicatrices déprimées au niveau desquelles le derme est atrophié et a subi la transformation fibreuse.

Il ne faut pas oublier que, dans certaines formes de lupus érythémateux aigu ou généralisé, les manifestations cutanées évoluent avec une grande rapidité et se compliquent de phénomènes généraux graves au milieu desquels la mort peut survenir.

Complications. — Le lupus érythémateux peut se compliquer d'adénites et même d'adénites suppurées ; il n'est pas rare de voir les malades qu'on a pu suivre assez longtemps succomber à la tuberculose pulmonaire ou même à la tuberculose généralisée. C'est là, sans conteste, un des gros arguments invoqués par Ernest Besnier en faveur de la nature tuberculeuse du lupus de Cazenave.

Pronostic. — Il comporte toujours, dit Ernest Besnier, même dans les formes légères, une certaine gravité puisque nous le considérons *comme une des formes de la tuberculose tégumentaire.*

« Les complications viscérales et les terminaisons malheureuses par tuberculisation pulmonaire seraient, pour les auteurs les plus opposés à la thèse de la nature tuberculeuse du lupus érythémateux, plus fréquentes dans ce dernier que dans le lupus vulgaire, ce qui, d'ail-

leurs, n'est pas conforme à notre observation.
Mais outre cela, le lupus érythémateux est grave
par les cicatrices indélébiles qu'il laisse, surtout
dans les formes profondes, par sa prédilection
pour les parties découvertes, par son extrême
ténacité, par sa résistance, dans quelques cas,
à toutes les médications même les plus énergiques » (E. Besnier).

DIAGNOSTIC. — Dans la majorité des cas, le
diagnostic du lupus érythémateux peut se faire
extemporanément, au premier coup d'œil, d'une
manière exacte et à l'aide des seuls caractères
objectifs. Mais aux périodes initiales ou avancées
dans certaines régions déterminées : surfaces
velues, extrémité des membres, membranes muqueuses, etc., les caractères actuels de l'affection peuvent être assez variables d'aspect pour
simuler un grand nombre d'altérations très diverses telles que l'érythème iris, l'érythème pernio (engelures) ; la toxidermie iodique ou bro-
mique, la séborrhée érythémateuse, quelques
variétés d'acné rosée, les acnés pilaires cicatricielles, l'eczéma séborrhéique, le psoriasis, le
favus érythémateux ou cicatriciel, la trichophytie
circinée, la pelade, l'alopécie syphilitique et surtout les alopécies cicatricielles, le sycosis et les folliculites pilaires, le lupus vulgaire, la syphilis cutanée ou muqueuse, etc. Nous renvoyons à chacune
de ces affections, pour le diagnostic différentiel.

Anatomie pathologique. — La lésion essentielle du lupus érythémateux est une infiltration diffuse du derme par des cellules embryonnaires qui se groupent cependant de préférence autour des vaisseaux, autour des glandes et au milieu desquelles Schütz a trouvé, surtout dans les portions les plus anciennement atteintes, un nombre variable des éléments auxquels Ehrlich a donné le nom de *Mastzellen*. Les éléments du tissu infiltré subissent la dégénérescence granulo-graisseuse et la dégénérescence colloïde, et aboutissent à la résorption, à l'atrophie et finalement à la disparition : d'où l'aspect cicatriciel. Lès glandes pilo-sébacées, après une période d'hypersécrétion, sont atteintes à leur tour de dégénérescence granulo-graisseuse, s'atrophient et quelquefois disparaissent complètement. L'infiltration de cellules embryonnaires débute dans les parties supérieures du derme, où elle a toujours son maximum, mais elle s'étend jusqu'aux couches profondes du derme, et quelquefois même jusqu'à l'hypoderme.

Dans aucun cas, on n'a réussi à colorer de bacilles tuberculeux dans les préparations histologiques.

Étiologie. Nature. — Le lupus érythémateux n'est pas, comme le lupus vulgaire, une maladie de jeunes ; on ne l'observe guère que chez l'adulte et beaucoup plus fréquemment chez la femme

que chez l'homme. Pour E. Besnier « une enquête attentive, impartiale, suffisante sur chaque
cas particulier ferait trouver souvent une des
causes ordinaires de la scrofulo-tuberculose cutanée, c'est-à-dire dans la famille du patient, la
tuberculose aiguë ou chronique, ou bien chez
les personnes ou sur les animaux avec lesquels
il est en contact immédiat, prolongé, soit par
cohabitation habituelle, soit par le fait de soins
donnés au cours d'une maladie tuberculeuse ».

Les autres raisons pour lesquelles le savant
médecin de St-Louis soutient la nature tuberculeuse du lupus érythémateux sont les suivantes :
il n'est pas rare de voir coïncider *in situ* le lupus
érythémateux et le lupus vulgaire ; il est possible
de constater le développement d'adénopathies
dans le lupus érythémateux ; on observe fréquemment des localisations tuberculeuses au
cours de cette dermatose (pulmonaires, articulaires, etc.), fréquence qui n'est ni contestable,
ni d'ailleurs contestée ; enfin il existe entre les
deux types morbides toutes les formes possibles
de transition.

Brocq admet que les lupus érythémateux fixes
sont réellement dus à des inoculations de principes tuberculeux et qu'on doit les ranger dans
le même groupe morbide que le lupus vulgaire ;
mais il lui semble difficile de faire de l'*érythème
centrifuge symétrique* le simple résultat d'une

inoculation bacillaire. Cette affection ne lui paraît répondre ni par son aspect, ni surtout par son évolution, à l'idée que l'on peut se faire d'une tuberculose locale, quelque atténuée qu'elle puisse être.

Brocq aurait assez de tendance à adopter provisoirement l'hypothèse de Bœck (de Christiania) qui considère les érythèmes centrifuges comme des *érythèmes infectieux bacillaires*; dès lors leur fugacité, leur superficialité seraient expliquables et l'on comprendrait qu'ils puissent coïncider chez le même sujet avec des lésions fixes de nature réellement bacillaire.

Traitement

1° **Lupus érythémateux fixe.** TRAITEMENT INTERNE. — Le traitement interne du lupus érythémateux fixe est identique au traitement du lupus vulgaire. On prescrira avec avantage l'huile de foie de morue, le sirop iodotannique ou de raifort iodé (voir *Traitement interne du lupus tuberculeux*, p. 29).

TRAITEMENT LOCAL. — Il ne diffère presque en rien de celui du lupus vulgaire, aussi renvoyons-nous au chapitre dans lequel ce dernier est longuement exposé (voir p. 31).

2° **Érythème centrifuge.** TRAITEMENT INTERNE. — Dans les formes très congestives, dans celles qui se relient à la couperose, nous conseillons de veiller à la régularité de la menstruation, de surveiller les fonctions digestives, de favoriser les digestions afin d'empêcher la face de se congestionner après les repas, enfin d'employer les révulsifs sur les membres inférieurs (bains de pieds sinapisés, frictions, etc.). Nous prescrivons volontiers l'ergotine, l'hamamelis virginica, l'arséniate de soude, ce dernier à la dose de 6 à 10 milligrammes par jour.

TRAITEMENT LOCAL. *Topiques. Caustiques.* — Il est bon d'employer les plus faibles pour commencer : pommades à l'oxyde de zinc plus ou moins salicylées, pommades à la résorcine, au naphtol, à l'acide lactique, à l'acide pyrogallique, etc.

Quand l'érythème centrifuge ne s'accompagne d'aucune réaction inflammatoire vive, le topique qui nous a le mieux réussi, c'est incontestablement le savon mou de potasse, le savon noir de cuisine débarrassé de ses impuretés qu'on délaie dans un peu d'esprit-de-vin ou d'alcool camphré et qu'on étale ensuite sur un morceau de flanelle taillé sur le patron de la partie malade. L'emplâtre ainsi confectionné est appliqué toute la nuit ; le lendemain matin, on savonne à l'eau chaude ; on recommence les applications de savon noir jusqu'à ce que la partie malade soit fortement enflammée ; on cesse alors le savon noir et on calme par des topiques émollients quelconques : vaseline, cold-cream, cataplasmes, etc.

Quand les téguments ont repris leur physionomie habituelle, on recommence les applications de savon noir et ainsi de suite. Il arrive fort souvent qu'après vingt jours ou un mois d'action réelle, le savon noir ne produit plus aucun effet; parfois même, dès le début, il est mal supporté. Il ne faut pas s'entêter et il faut essayer autre chose. Dans le traitement de l'érythème centrifuge, *il faut savoir changer de méthode et varier les topiques aussi souvent qu'il est nécessaire.*

On pourra employer la pommade salicylée pyrogallée :

Acide salicylique.	1 gramme
Acide pyrogallique	2 //
Vaseline pure	20 //

ou l'iode caustique de Hardy :

Eau distillée	30 grammes
Iodure de potassium	8 //
Iode métallique	3 à 4 //

ou enfin le glycérolé caustique de Richter :

Glycérine	10 grammes
Iodure de potassium . . . . }	
Iode . . . . }	ââ 5 //

Méthodes sanglantes. — Les scarifications linéaires quadrillées rendent parfois de grands services. Elles seront aussi serrées que possible. Plus on divisera et l'on redivisera les vaisseaux dermiques, plus l'amélioration sera rapide.

Les scarifications devront être répétées tous les sept ou huit jours.

Il est bon de faire, après chaque séance, des lotions de liqueur de Van Swieten et d'appliquer des compresses imbibées de cette solution : dès le lendemain, on applique de l'emplâtre de Vigo ou de l'emplâtre rouge de E. Vidal. Si ces topiques sont trop irritants, on se contentera de prescrire des pulvérisations émollientes, des applications de cold-cream, d'axonge fraiche, etc.

Cautérisations au fer rouge. — On ne doit se servir du thermo-cautère ou de l'électro-cautère qu'avec les plus grands ménagements dans l'érythème centrifuge. Les cautérisations devront être faites le plus superficiellement possible. Ce moyen doit être considéré comme l'*ultima ratio* du traitement.

II

Lésions tuberculeuses de la peau semblant être le résultat de l'infection générale de l'économie

I. ULCÉRATIONS TUBERCULEUSES PROPREMENT DITES DE LA PEAU

Bien que toutes les formes de tuberculose cutanée puissent, à un moment donné, s'accompagner d'ulcérations, il existe cependant une forme spéciale, cliniquement distincte, qui mérite le nom d'ulcérations tuberculeuses de la peau.

DESCRIPTION. — L'ulcération tuberculeuse présente des bords taillés à pic, parfois un peu décollés, d'un rouge violacé ou livide ; le fond de l'ulcération est sanieux, inégal, souvent parsemé de petites saillies jaunâtres constituées par des tubercules ; la forme de la perte de substance est circulaire ou irrégulièrement ovalaire, ses dimensions sont très variables ; enfin elle est unique ou multiple.

Les ulcérations tuberculeuses sont, en général, indolentes, sauf, cependant, quand elles occupent les orifices naturels, ce qui est loin d'être rare.

Les régions qui sont le plus fréquemment atteintes, sont : l'anus, les lèvres, le pourtour des narines, les membres supérieurs. Dans quelques cas exceptionnels, l'ulcération cutanée est la première localisation de la tuberculose : elle est alors consécutive à une plaie ou à une excoriation contaminée par des substances plus ou moins riches en bacilles et mérite d'être classée dans notre premier groupe de faits (tuberculomes primitifs) ; mais, le plus souvent, elle se développe chez des sujets atteints de tuberculose viscérale et ayant un état général mauvais.

Diagnostic. — Il est à faire avec les épi-théliomas, avec les chancres simple et syphilitique, avec les ulcérations syphilitiques tertiaires.

Traitement. — Nous l'exposerons en même temps que celui des gommes scrofulo-tuberculeuses.

II. GOMMES SCROFULO-TUBERCULEUSES

Les gommes tuberculeuses débutent par de petites infiltrations ou nodosités tuberculeuses qui, plus ou moins rapidement, s'élèvent, s'étalent, cheminant de la profondeur du derme vers sa superficie en se ramollissant sur un ou plusieurs points et finissent par s'ulcérer, donnant dès lors naissance à des trajets fistuleux, à des culs de-sac, à de véritables cavernes dermiques.

Les ulcérations résultant de l'ouverture des gommes tuberculeuses sécrètent une sérosité louche jaunâtre, parfois du pus ou des produits pyoïdes; leur fond est bourgeonnant, blafard, saignant, se recouvrant incessamment et opiniâtrément de croûtes fines extraordinairement adhérentes et tenaces (E. Besnier).

« Les gommes dermiques sont superficielles ou profondes, isolées ou solitaires, agglomérées en groupes plus ou moins étendus, cohérentes ou confluentes, pisiformes, tuberculoïdes, nodulaires, ecthymatiformes ; d'autres fois elles s'étendent en nappes plus ou moins vastes, fréquemment ovulaires, olivaires, cylindroïdes, linéaires, digitiformes. Parfois elles coexistent avec des gommes profondes.

Leur marche et leur durée sont des plus variables ; mais ce qui est propre à toutes les formes et à toutes les variétés, c'est la longue durée de la période d'élimination, de décollement, d'ulcération et de cicatrisation, c'est la zone livide qui entoure les collections ouvertes, c'est la cicatrice plus ou moins vicieuse qui leur succède, longtemps livide, vascularisée, jamais pigmentaire à sa périphérie ([1]) ».

On observe les gommes tuberculeuses dans toutes les régions du corps, mais surtout à la face, aux régions rétro et sous-maxillaire, au cou, au thorax, sur les membres. Elles sont de tous les âges, mais surtout de l'adolescence. Il semble qu'elles soient sujettes à des poussées vers la fin de l'hiver et en automne (L. Brocq).

TRAITEMENT. — Nous croyons que l'huile de foie de morue, prise à très haute dose et pendant longtemps, est de beaucoup le meilleur médicament interne. Viennent ensuite la créosote et l'arsenic, les eaux minérales arsenicales, telles

---

([1]) E. BESNIER. — *Article « Gomme ». Dictionnaire encyclopédique.*

que la Bourboule, et les eaux salines, telles que
Salies-de-Béarn, Kreuznach, etc. Comme traitement local, on peut, au début, tenter les applications de topiques résolutifs (eaux-mères de
Salies, teinture d'iode, etc.).

Quand l'ouverture menace, il y a lieu d'ouvrir antiseptiquement la production gommeuse,
de donner issue au contenu et de gratter soigneusement les parois avec la curette tranchante. On
pourra ensuite introduire dans la cavité des
liquides modificateurs : teinture d'iode, éther
iodoformé, ou panser simplement à l'iodoforme,
à l'iodol ou à l'aristol.

Dans ces derniers temps, on a beaucoup préconisé l'acide lactique contre toutes les tuberculoses locales ; l'application en est souvent fort
douloureuse ; c'est, néanmoins, un excellent
topique que nous combinons ordinairement avec
les pansements au naphtol camphré, à l'iodoforme ou à l'aristol.

II

LÈPRE

Historique. Définition. — La lèpre est la maladie résultant de l'envahissement de l'organisme par un parasite spécial, le bacille de Hansen et Neisser.

Très anciennement connue, la lèpre a été surtout meurtrière au viie siècle, époque à laquelle les léproseries s'élevèrent par milliers en France, en Allemagne et en Angleterre.

De nos jours, elle ne se montre plus endémiquement que dans certaines contrées, en Norvège, sur les côtes de l'Afrique et dans les îles avoisinantes ; en Asie-Mineure, en Syrie, en Palestine, sur le littoral et dans les îles de la mer des Indes et de la mer de Chine ; dans les îles de l'archipel Australien, dans quelques États de l'Amérique du Nord, dans l'Amérique centrale et l'Amérique méridionale, et surtout en Islande.

La lèpre est aujourd'hui scientifiquement connue, grâce aux travaux de Bœck, de Danielssen, de Hebra, de Virchow, de Vidal, de

Bergmann et de Leloir, pour ne nommer que les auteurs principaux.

Mentionnons aussi les recherches toutes récentes de Zambaco, qui tendent à démontrer la nature lépreuse de la maladie de Morvan et de certaines formes de syringomyélie. Il faudrait admettre, avec cet auteur, la persistance de foyers lépreux dans notre pays, en Basse-Bretagne en particulier. Cette hypothèse est sans doute du plus haut intérêt, mais la démonstration est loin d'en être faite et le cadre restreint de cet ouvrage nous interdit de lui consacrer de longs développements.

Synonymie. — La synonymie de cette affection n'a plus qu'un intérêt historique et, ainsi que le fait remarquer E. Besnier, le terme de lèpre, sans qualificatif, est le seul qui puisse être conservé ; le synonyme « éléphantiasis » des Grecs, encore employé aujourd'hui par certains auteurs, doit donc être sacrifié. Le nom d'éléphantiasis n'est plus applicable qu'à l'éléphantiasis des Arabes, lequel doit être à présent appelé éléphantiasis sans qualificatif.

Étiologie. — Avant la découverte de l'agent pathogène, on a naturellement invoqué comme causes déterminantes de la lèpre, les causes extérieures banales qui ne sont plus considérées aujourd'hui que comme des éléments adjuvants : la misère, le manque d'hygiène, la nourriture défectueuse (poisson salé, viande de porc, etc.). Aujourd'hui, le problème étiologique se résume à la connaissance, d'ailleurs fort incomplète jusqu'à présent, des caractères biologiques du bacille de la lèpre et des conditions de sa transmissibilité d'un individu à un autre.

La contagiosité de la lèpre n'est pas douteuse, bien qu'elle ait été fort contestée par des observateurs dignes de foi. L'innocuité de la présence de quelques lépreux dans nos grands hôpitaux ne signifie rien et ne plaide nullement en faveur de la non-contagiosité de la lèpre, ainsi que le fait observer fort judicieusement notre maître E. Besnier. En effet, les cas dans lesquels la transmission s'est opérée, soit directement, par contact, par cohabitation, soit indirectement, par les vêtements, les objets domestiques, ne se comptent plus.

L'insuccès des inoculations aux animaux n'infirme en rien cette dernière proposition. Personne ne songe à nier la nature contagieuse de la syphilis bien que, comme la lèpre, elle n'ait pas, suivant l'expression consacrée, d'*animal réactif*.

Quant à l'inoculation de la lèpre à l'homme, elle a été pratiquée une seule fois dans les conditions voulues d'intégrité morale et scientifique par Arning, en 1884, aux îles Hawaï. Le sujet en expérience était un assassin condamné

à mort qui obtint la commutation de sa peine
en acceptant l'inoculation. Quatorze mois après
celle-ci, aucune trace de *lèpre* n'avait encore
apparu ; mais l'expérimentateur apprit en 1888
que l'inoculation avait pleinement réussi, l'inoculé étant à cette date dans un état avancé de
lèpre tuberculeuse ([1]).

Ce fait démontre, outre l'inoculabilité de la
lèpre, la longueur de sa période d'incubation
qui peut atteindre plusieurs années.

L'hérédité qui jouait autrefois, ou semblait
jouer un si grand rôle dans la genèse de la lèpre,
n'est plus considérée aujourd'hui que comme
un agent très secondaire.

DESCRIPTION DU PARASITE. — Le bacille de
Hansen-Neisser se présente à un fort grossissement sous l'aspect d'un bâtonnet rectiligne à
extrémités parfois amincies ; il ressemble beaucoup à celui de la tuberculose ; il est néanmoins
plus court et plus mince que ce dernier. Il est
beaucoup plus abondant dans les néoplasies
auxquelles il donne naissance dans les tissus
(lépromes de Leloir) que le bacille tuberculeux
dans les tuberculomes. Ajoutons enfin que le
bacille de Hansen-Neisser se colore avec beaucoup plus de facilité que celui de Koch et qu'il

---

([1]) Ce cas ne serait pas, lui-même, absolument dé-
monstratif, car il y avait, paraît-il, des lépreux dans
la famille de l'inoculé.

présente, en outre, une résistance des plus remarquables à l'action du temps et des agents atmosphériques.

Division. — Il existe trois formes de lèpre :

1° La *Forme* dite *tuberculeuse*, ou *tubéreuse*, ou *léonine* (lèpre systématisée tégumentaire de Leloir) ; c'est celle dans laquelle les lépromes envahissent de préférence la peau et les muqueuses ;

2° La *forme anesthésique*, ou *antonine*, ou *trophoneurotique* (lèpre systématisée nerveuse de Leloir) ; c'est celle dans laquelle les nerfs sont particulièrement envahis par les néoplasies lépreuses ;

3° La *forme mixte*, qui n'est que la combinaison chez le même individu des deux précédentes.

Il existerait, pour nombre d'auteurs, une quatrième variété de lèpre, la *lèpre maculeuse* ou *lazarine* ; Leloir, dont l'opinion fait autorité en la matière, pense qu'elle ne doit pas être séparée des autres formes dont elle ne représenterait qu'un aspect un peu spécial.

Symptômes. Invasion. — La lèpre peut se caractériser d'emblée ; elle est le plus souvent précédée de phénomènes prémonitoires dont l'ensemble constitue la période d'invasion. Ce sont des poussées fébriles irrégulières, une sensation de lassitude, d'abattement, de somnolence même : il s'y joint de la dyspepsie, de l'anorexie, de la céphalalgie, des névralgies et des troubles menstruels. Enfin on a signalé des éruptions bulleuses ou maculeuses au niveau desquelles le derme s'épaissit (sclérodermie lépreuse de Bazin).

Cette période prodromique peut durer des mois et des années ; après quoi la maladie entre dans sa période d'état.

Période d'état. 1° *Forme tuberculeuse.* — La lèpre se manifeste généralement, au début, par des *taches,* quelle que soit d'ailleurs la forme clinique à laquelle on ait affaire.

Ces taches qui ont, en général, les dimensions de la paume de la main, sont de couleur rouge pâle ou vineuse, parfois violacée, parfois aussi brunâtre. Tantôt le centre de ces taches est plus coloré que leur périphérie, tantôt il se décolore et se déprime tandis que les bords s'étendent et deviennent plus foncés.

Ces taches peuvent disparaître sans laisser de traces ; mais elles deviennent de plus en plus persistantes à mesure que la maladie avance en âge.

Nous arrivons à l'élément caractéristique de la forme de lèpre que nous étudions, au *tuber-cule lépreux.*

Les *tubercules lépreux* apparaissent soit sur les plaques que nous venons de décrire, soit d'emblée sur la peau saine. Ce sont des nodosités rougeâtres, quelquefois brunâtres, parfois même un peu cuivrées, très variables comme dimensions. Les plus petites ont le volume d'une grosse tête d'épingle, les plus grosses celui d'une noisette. La consistance en est ferme et comme élastique au toucher.

Ces tubercules peuvent être isolés ou confluents, formant, dans ce dernier cas, des groupes, de dimensions et de formes variables.

Lorsque les néoplasies lépreuses occupent le derme, comme c'est le cas le plus fréquent (léprome dermique pur de Leloir), elles sont visibles dès leur apparition ; il n'en est pas de même lorsqu'elles naissent dans l'hypoderme (léprome hypodermique) ; mais alors en passant la main sur les téguments, on sent des bosselures qui donnent la sensation de nodosités sous-cutanées.

Les tubercules cutanés ont comme sièges de prédilection : 1° La face (front, partie externe de la région sourcilière, nez, lèvres, menton, joues, lobule de l'oreille) ; 2° les mains et les avant-bras ; 3° les membres inférieurs. Il faut d'ailleurs faire observer que les téguments peuvent être envahis en totalité.

Il est assez curieux de remarquer que le cuir chevelu est rarement atteint, alors que toutes les autres régions velues du corps sont envahies et deviennent glabres. Les ongles deviennent secs, se décolorent et peuvent tomber.

Les tubercules ayant pris possession des régions que nous venons d'énumérer, le lépreux a un aspect caractéristique et surtout un facies pathognomonique. Les régions sourcilières saillantes, bosselées, glabres surplombent les arcades en exagérant la cavité des orbites, le nez est épaissi, élargi, aplati ; les lèvres sont volumineuses, proéminentes ; les oreilles affectent d'extraordinaires dimensions dues à la présence de nodosités dans l'ourlet du pavillon « mais surtout à l'*infiltration massive du lobule*, lequel reste toujours libre même dans son hypertrophie la plus énorme, à l'inverse de l'oreille lupique qui est très souvent empâtée et encastrée dans la surface lupique de la région sous-auriculaire » (E. Besnier).

Les tubercules une fois développés peuvent subir une régression spontanée, pâlir, s'affaisser et disparaître. Il ne reste plus alors comme vestige de la néoplasie qu'une tâche blanchâtre cerclée de brun. Ils peuvent aussi s'enflammer, suppurer, s'ouvrir et s'éliminer. Ils peuvent enfin s'ulcérer sans s'éliminer et donner lieu à l'ulcération dite lépreuse qui peut rester superficielle mais qui souvent aussi gagne en profondeur, détruisant les tissus jusqu'aux os et mutilant les extrémités (lèpre mutilante). Les tubercules lépreux peuvent aussi atteindre les muqueuses (œil, nez, bouche, pharynx, bronches) ; les déterminations laryngées qui donnent lieu à la voix cassée, dite *voix lépreuse*, devraient même, pour E. Besnier, être rangées dans les manifestations précoces de la lèpre.

Nous passons sous silence les manifestations viscérales dont nous ne pouvons ici nous occuper. Dans des cas rares, la lèpre tuberculeuse a une évolution rapide et ne dure que quelques mois. Le plus souvent, elle dure des années. Elle peut présenter d'assez longues périodes de rémission, puis, sous une influence indéterminée, une nouvelle poussée fébrile se produit et de nouvelles lésions apparaissent. Il est assez fréquent d'observer au cours de la lèpre tuberculeuse de véritables poussées d'érythème noueux qui ne diffère en rien de l'érythème noueux d'origine rhumatismale. L'un de nous (Brocq) a également ment noté « d'énormes tuméfactions passagères dans la continuité des membres, sur le trajet des paquets vasculo-nerveux, des gonflements articulaires et des rougeurs érysipélatoïdes. Ces dernières s'observeraient aussi dans la forme anesthésique et surtout dans la forme mixte ».

La lèpre tuberculeuse, comme d'ailleurs les autres formes de cette terrible maladie, ne pardonne jamais ; la mort survient soit dans le marasme, soit du fait d'une affection intercurrente, la tuberculose le plus souvent.

2° *Forme anesthésique.* — Cette forme partage avec la précédente la période d'invasion que nous avons décrite ; puis survient la période éruptive ou de début dout la durée est variable, parfois fort courte, parfois très prolongée.

' Cette éruption peut être pemphigoïde, très discrète, constituée même parfois par un élément unique ; cette bulle en se reproduisant sans cesse à la même place et pendant des mois peut être le point de départ de plaies ulcéreuses n'ayant aucune tendance à la cicatrisation (lèpre bulleuse, ulcéreuse, lazarine des auteurs).

Le plus souvent l'éruption de la forme anesthésique est constituée « par une éruption tégumentaire assez semblable à celle de la lèpre tuberculeuse et qui est d'abord érythémateuse ou hyperémique, puis hyperchromique ou achromique, ou bien pigmentaire d'emblée avec ou sans atrophie cutanée consécutive. Ces taches qui ont la plus grande importance et qui sont considérées par quelques auteurs comme caractéristiques de la forme maculeuse, sont plates, lisses, brillantes ; elles s'étendent par leur périphérie, se décolorent souvent et s'atrophient au centre ; elles ont été autrefois décrites sous les noms de *morphée* ou de *vitiligo*. Leurs bords sont colorés, rouges, brunâtres ou blanchâtres, nets ou diffus, parfois serpigineux » (Brocq).

Nous arrivons au phénomène caractéristique de la forme de lèpre que nous étudions, à l'*anes-*

thésie. L'anesthésie lépreuse existe soit au niveau des plaques, des taches que nous venons de décrire, auquel cas elle occupe de préférence les parties décolorées de celles-ci, soit en des points qui ne sont le siège d'aucune lésion apparente, mais au niveau desquels il y a eu souvent de l'hyperesthésie.

Cette anesthésie si souvent accentuée au point que les malades se blessent, se brûlent sans s'en apercevoir et que le médecin peut plonger brusquement dans leurs tissus une épingle entière sans provoquer la moindre souffrance, cette anesthésie a été étudiée avec le plus grand soin et, dans ses divers modes, par Quinquaud. Notre regretté maître employait dans ses recherches un esthésiomètre dynamométrique construit par Verdin. Il a pu ainsi constater que si les troubles sensitifs présentent, dans la lèpre, une inégalité et une irrégularité singulières, ils sont néanmoins constants et peuvent, dans leur ensemble, « constituer un précieux auxiliaire pour établir un diagnostic dans les cas difficiles, anormaux, atypiques ».

Ces troubles de la sensibilité indiquent l'envahissement du système nerveux périphérique à des degrés divers. Leloir a décrit deux périodes à la *névrite lépreuse* : 1° Une période d'envahissement dans laquelle il est parfois possible de percevoir un épaississement considérable de

certains nerfs et qui correspond cliniquement
aux exanthèmes cutanés, à l'hyperesthésie,
à des douleurs névralgiques paroxystiques ;
2° une période d'état caractérisée anatomique-
ment par la dégénérescence complète du nerf et
cliniquement par l'anesthésie, par des paralysies, par des atrophies et différents troubles
trophiques.

On observe, à une période avancée de la lèpre
anesthésique, de l'*atrophie musculaire* qui
frappe d'abord et surtout les muscles des extrémités : main, avant bras, pied, jambe (griffes,
impotence fonctionnelle, etc.).

Ces *troubles trophiques* sont constitués par
l'atrophie de la peau au niveau des régions anesthésiques, par la chute des ongles, des dents,
par l'apparition de maux perforants et d'ulcérations anesthésiques qui, gagnant en profondeur,
détruisent des segments entiers des membres
atteints (lèpre mutilante).

Le lépreux trophoneurotique finit par succomber soit à l'envahissement total de son organisme
par le bacille lépreux, soit à une complication
quelconque, pneumonie, pleurésie, infection purulente, etc.

3° *Forme mixte.* — Nous n'insisterons pas sur
la forme mixte ou complète de la lèpre ; c'est
la forme vraiment typique de la maladie ; elle
résulte de la fusion des processus tuberculeux et

anesthésique sur lesquels nous avons suffisamment insisté. Elle est mixte d'emblée ou secondairement ; c'est ainsi qu'il est fréquent de voir une lèpre tuberculeuse devenir trophoneurotique.

ANATOMIE PATHOLOGIQUE. — Le bacille de Hansen-Neisser, que nous avons précédemment décrit, peut se rencontrer en dehors des éléments cellulaires des tissus lépreux, mais il est surtout multiplié dans les néoplasies lépreuses, dans les lépromes. « Avec Virchow, tous les observateurs reconnaissent, dans les tubercules de la lèpre, un tissu de granulation, très semblable à celui du lupus, mais avec cette différence qu'il n'est pas, comme dans le lupus, réuni en foyers séparés et que les éléments qui le constituent ont une durée beaucoup plus longue » (Kaposi). Le léprome est histologiquement constitué par un grand nombre de cellules embryonnaires parfois très volumineuses, qui infiltrent le derme et qui dissocient les fibres du tissu conjonctif ; elles se groupent de préférence autour des vaisseaux qui apparaissent dilatés, variqueux, et présentent toutes les altérations de l'endartérite et de l'endophlébite, de la périartérite et de la périphlébite.

Sous l'influence de ces lésions vasculaires très remarquables, une partie du léprome s'élimine, une autre partie subit la transformation scléreuse.

Dans la lèpre, dit E. Besnier, contrairement à

ce qui se passe dans la syphilis, le système nerveux central reste sensiblement indemne : c'est
seulement dans les cordons, au-delà des plexus
ou dans les ramifications terminales de deuxième
rang, que l'on trouve les lésions bacillaires spé-
cifiques qui ont été mises en pleine lumière par
Hansen, Neisser, Kobner, Leloir, Arning, Cornil
et Babès, les Hoggan, etc.

DIAGNOSTIC. — Le diagnostic de la lèpre, surtout de la lèpre tuberculeuse arrivée à sa période
d'état, est extrêmement facile ; le type caractéristique, on pourrait presque dire invariable, que
présentent alors les malades ne prête à aucune
confusion. Dans les cas douteux l'enquête pa-
tiemment conduite sur les antécédents des malades, sur leurs pérégrinations, leurs séjours
plus ou moins prolongés dans des contrées sus-
pectes, sera du plus utile secours. De plus, l'excision d'une portion des tissus malades permettra
d'y chercher et d'y trouver sûrement, en cas de
lèpre, le bacille de Hansen. Les dermatoses avec
lesquelles la confusion est à la rigueur possible
dans la forme tuberculeuse sont le lupus, certaines formes de syphilides tuberculeuses hypertrophiques ou tuberculo-ulcéreuses, le sarcome
cutané, la lymphadénie cutanée. L'érythème
noueux sera vite éliminé.

« Par contre, il est souvent fort difficile de reconnaître la lèpre au début, à la période pure-

ment maculeuse. Elle peut alors être confondue avec le vitiligo, la morphée vraie ou sclérodermie en plaques, la phase eczémateuse du mycosis fongoïde » (Brocq). Il faudra, dans ces cas, ainsi que nous le recommandions plus haut, *rechercher avec soin l'état de la sensibilité et soumettre les malades à un interrogatoire aussi rigoureux que possible.*

Enfin les troubles trophiques des téguments et des muscles pourront, dans certains cas, en imposer pour des affections d'une toute autre nature, telles que la maladie de Raynaud, la sclérodactylie, le mal perforant, les atrophies musculaires myopathiques ou myélopathiques. La syringomyélie pourra d'autant plus prêter à confusion que, pour certains auteurs, ainsi que nous l'avons dit plus haut, elle peut être de nature lépreuse.

PROPHYLAXIE. — La lèpre est sûrement transmissible de l'homme malade à l'homme sain ; mais elle ne l'est que dans certaines conditions encore mal connues qui font qu'elle n'est en réalité que fort peu contagieuse. Il n'en est pas moins vrai que l'on doit prendre contre elles de sérieuses mesures prophylactiques, prévenir les populations des dangers que présente la fréquentation des lépreux et faciliter leur internement.

La maladie peut s'éteindre du fait de mesures

prophylactiques sévèrement exécutées. *C'est
ainsi que la lèpre a complètement disparu* chez
les Cosaques d'Astrakan sur la rive droite du
Volga (E. Besnier).

Il va sans dire qu'on devra redoubler de précautions à l'égard des lépreux qui présentent
les formes léontiasiques, ulcéreuses et putrides.

Enfin, s'il est impossible d'interdire légale-
ment le mariage entre lépreux et entre individus
sains et lépreux, le médecin n'oubliera pas que,
s'il est consulté, il est de son devoir d'éclairer
complètement les intéressés (E. Besnier).

Traitement

Il n'est malheureusement que palliatif. Il
existe néanmoins quelques médicaments qui
produisent chez les lépreux une amélioration
non douteuse.

Il faut placer en première ligne l'huile de
Chaulmoogra que l'on retire des semences du
gynocardia odorata. Elle se prend par gouttes :
on en donne de 10 à 200 gouttes par jour suivant la méthode progressive. L'un de nous
(Brocq) a toujours vu jusqu'ici l'huile de Chaulmoogra améliorer les sujets atteints de lèpre
tuberculeuse ou mixte et souvent, mais non
toujours, ceux qui présentent la forme anesthésique.

Cependant, il est certains cas, en particulier

lors des poussées fébriles d'érythème, où cette substance paraît n'avoir aucun effet utile. Les deux médicaments qui donnent alors le moins de mécomptes sont le sulfate de quinine à très hautes doses et le salicylate de soude.

On obtient parfois d'excellents résultats par l'emploi du baume de gurjum qui provient de certaines plantes de la famille des Diptérocarpées.

Signalons en troisième lieu le Hoang-nan (strychnos gaultheriana). On se sert de la poussière rougeâtre de l'écorce, souvent même de toute sa couche rugueuse.

Enfin on a préconisé bien d'autres remèdes d'un effet plus problématique, l'ichthyol (Unna), l'iodure et le bromure de potassium, le mercure, l'arsenic (Hardy), la strychnine (Piffard), etc.

TRAITEMENT LOCAL. — Lorsque les tubercules ne sont pas ulcérés, on peut les détruire à l'aide de l'électro-cautère. Si les tubercules sont ulcérés, on les panse soit avec de la pommade phéniquée, soit avec de l'iodoforme en poudre, en pommade ou en gaze, soit surtout avec une émulsion de baume de gurjum à parties égales dans de l'eau de chaux avec laquelle on lave la plaie, puis que l'on applique étendue sur de la charpie ou de la ouate.

Contre les ulcérations des muqueuses, on emploiera le nitrate d'argent et la teinture d'iode ;

contre les lésions oculaires, on pratiquera la
kératotomie, les cautérisations de la conjonctive
et de la cornée. On s'efforcera de soulager les
douleurs névralgiques lépreuses par l'emploi
successif de la morphine, de l'antipyrine, des
révulsifs, des pointes de feu. Dans certains cas,
on a pratiqué l'élongation des nerfs.

La lymphe de Koch produit une réaction locale
modérée au niveau des lésions lépreuses (M. Jo-
seph, Arning, Hallopeau, Goldschmidt) mais
rien ne prouve qu'il s'agisse là d'un processus
ayant une tendance curatrice.

Traitement général. — On n'oubliera pas que
le traitement général compte pour beaucoup
dans l'amélioration de l'état des lépreux. On
leur conseillera d'habiter un climat sain, tem-
péré, et surtout un pays où la lèpre ne soit pas
endémique. Le lépreux devra surveiller la nature de ses aliments, s'abstenir de charcuterie,
de poisson de mer, de salaisons, de graisse et
d'alcool. Il prendra des toniques, du fer, du
quinquina, du sulfate de quinine. Il fera un
usage fréquent des bains courts et antiseptisés.
Enfin l'hydrothérapie, les bains de mer, les eaux
thermales iodées sodiques et sulfureuses, l'élec-
trothérapie, les bains électriques rendront de
grands services dans la lèpre trophoneurotique.

III

RHINOSCLÉROME

Tel est le nom que Hebra et Kaposi ont donné à une affection qu'ils ont décrite pour la première fois en 1870. Elle est caractérisée par l'apparition d'une néoplasie qui envahit le nez, la muqueuse nasale, la lèvre supérieure et dont la nature parasitaire a été démontrée par les travaux de Frisch (1882), de Pelizzari, de Barduzzi, de Cornil et Alvarez, de Köbner, de Paltauf et Eiselberg, de Lustgarten.

Étiologie. Description du parasite. — Le rhinosclérome est inconnu en France ; E. Besnier affirme qu'il n'existe pas à Paris ; tous les cas qu'il y a observés étaient exotiques. Cette singulière maladie n'existe que dans des pays déterminés, les provinces orientales de l'Autriche, le sud-ouest de la Russie, l'Amérique centrale, etc.

Elle semble s'attaquer de préférence aux individus pauvres quoique vigoureux, entre quatorze et trente ans.

Les parasites du rhinosclérome sont, d'après Paltauf et Eiselberg, des bacilles de deux à trois μ de longueur, ou des cocci encapsulés, ovoïdes et même presque arrondis, réunis la plupart du temps en diplococci (Kaposi). Frisch et Barduzzi ont obtenu des cultures pures de ces microbes. Les inoculations aux animaux ont réussi entre les mains de Pawlowsky de Kieff.

SYMPTÔMES. — L'affection débute d'ordinaire par une aile du nez ou par la cloison nasale. Il se manifeste tout d'abord et sans aucun symptôme inflammatoire un épaississement et une induration de la région envahie. Quand la lésion a pris une certaine extension, les ailes du nez semblent élargies ; au toucher, le nez semble moulé dans du plâtre, tant il est raide et immo·bile (Kaposi).

Les parties atteintes sont infiltrées par des sortes de plaques surélevées ou des tubercules isolés ou confluents à contours nettement limités, de couleur rouge vif ou brunâtre, d'une dureté cartilagineuse et pourtant conservant une certaine élasticité. La surface de ces plaques est luisante parcourue par quelques vaisseaux ; on n'y rencontre ni poil, ni follicule ; la peau avoisinante n'est le siège d'aucune manifestation anormale telle que : inflammation, gonflement, œdème, etc. (Kaposi).

MARCHE. DURÉE. TERMINAISON. — Le rhinosclérome après avoir envahi le nez suit une marche progressivement descendante vers la lèvre supérieure, la voûte palatine et le voile du palais, le pharynx, les arcades dentaires, le larynx et même la trachée. Les régions infiltrées sont douloureuses à la pression et les troubles fonctionnels variés s'accentuent naturellement à mesure que la maladie fait des progrès, gênant à la fois la respiration et la déglutition.

« Pendant les années que dure cette affection, dit Kaposi, on n'observe jamais d'ulcération ni aucune autre manifestation indiquant une métamorphose régressive de la néoformation ; tout au plus peut-on y trouver des excoriations superficielles, très rarement une diminution de consistance ou une fonte interstitielle ». Parfois enfin la néoplasie subirait un processus de ratatinement avec formation de cicatrices fibreuses.

Les malades succombent, après de longues années de maladie, soit dans le marasme, soit du fait d'une complication ou même de troubles fonctionnels, des accès de suffocation en particulier.

PRONOSTIC. — Le pronostic est donc fort grave, aucun traitement n'ayant jusqu'à présent réussi et le néoplasme se reproduisant avec une très grande rapidité lorsque l'extirpation partielle ou totale en est pratiquée.

DIAGNOSTIC. — Le rhinosclérome ne peut guère être confondu qu'avec les syphilomes, le lupus vulgaire et le carcinome dur ; très exceptionnellement avec des lésions irritatives simples ou tuberculeuses, etc., on se fondera pour établir le diagnostic différentiel sur les caractères si spéciaux de l'évolution du rhinosclérome, caractères qui ne se retrouvent dans aucune autre maladie : absence d'inflammation au pourtour de la lésion, superficialité des ulcérations quand elles existent, intégrité des ganglions et, par dessus tout, lenteur extrême du processus morbide, les nodosités du rhinosclérome pouvant présenter le même aspect pendant des mois.

Traitement

L'extirpation, nous l'avons dit déjà, n'a jamais réussi. On n'a obtenu qu'un soulagement temporaire à la suite du raclage accompagné d'attouchements à la teinture d'iode, à l'acide lactique, etc.

Pellizzari recommande de tenter le traitement antisyphilitique. Lang aurait employé avec un certain succès l'acide salicylique. Kaposi aurait pu arriver à une destruction presque complète de la néoplasie par des injections d'acide salicylique et d'acide osmique.

Enfin, Doutrelepont aurait vu se produire une amélioration considérable, à la suite de l'emploi d'une pommade à la lanoline et au sublimé.

IV

MORVE ET FARCIN

La morve est une maladie virulente, contagieuse et inoculable, observée surtout chez les équidés, mais pouvant se transmettre accidentellement à l'homme et à diverses espèces animales ainsi que nous le verrons en traitant de l'étiologie et de la nature de la maladie. On sait que les deux termes de *morve* et de *farcin* servent à désigner la même affection, le premier caractérisant spécialement les cas dans lesquels les cavités nasales sont atteintes.

HISTORIQUE. — Mentionnée dès le IVe siècle par Végèce qui lui donna le nom de *malleus humidus*, et signala sa contagiosité, la morve du cheval fut soigneusement étudiée par Solleysel, qui eut le mérite d'établir la parenté de la morve et du farcin.

Au XVIIIe siècle, la nature contagieuse de la maladie fut révoquée en doute et même formellement niée par Lafosse (1712), puis au siècle suivant par Renault et Delafond. Cette doctrine erronée subsista en dépit des expériences instituées contre elle jusqu'en 1837, époque à laquelle Rayer fit part à l'Académie du résultat de ses recherches, concluant à la transmissibilité de la maladie du cheval à l'homme.

Ces conclusions, malgré les protestations qu'elles soulevèrent, furent adoptées ; à partir de cette époque, les travaux se succèdent sans interruption : signalons ceux de Vigla, de Tardieu, de Monneret. de Saint-Cyr ; mentionnons les excellents articles de Bollinger dans le *Manuel de Ziemssen*, de Boulay et Brouardel, de Tardieu et Martineau dans les Dictionnaires.

L'étude de la maladie a été complétée par les découvertes bactériologiques de Bouchard, de Capitan et Charrin, de Lœffler, de Schütz et de Weichselbaum ; enfin, H. Roger a fait, dans le nouveau *Traité de Médecine*, un excellent exposé de l'état actuel de la question, auquel nous ferons de larges emprunts.

Étiologie. Pathogénie. — On a cru longtemps que la morve pouvait naître spontanément, du moins chez le cheval. On sait aujourd'hui que la morve ne peut naître que par contagion, soit par inoculation directe. soit par infection. Les causes autrefois invoquées, la fatigue, la mauvaise nourriture, l'hygiène défectueuse, ne figurent plus aujourd'hui dans la genèse de la morve qu'à titre d'agents prédisposants.

L'homme ne contracte guère la morve que du cheval, d'où la rareté de la maladie dans le sexe féminin.

La profession joue naturellement un grand rôle étiologique ; c'est ainsi que sont particulièrement atteints, par ordre de fréquence, les palefreniers, les cochers, les cultivateurs, les vétérinaires, les équarrisseurs, les bouchers débitant la viande de cheval.

La contamination peut se faire par morsure de l'animal malade, mais beaucoup plus fréquemment par une piqûre accidentelle (bouchonnage, équarrissage, opérations).

Les muqueuses peuvent, bien que beaucoup plus rarement, ouvrir la porte à l'infection. L'ingestion de viandes morveuses, malgré les dénégations de Decroix, ne paraît pas être sans danger.

Quant à la contamination par les voies respiratoires, elle paraît possible, mais elle n'est pas encore absolument démontrée.

DESCRIPTION DU PARASITE. — Le bacille de la morve a été isolé et cultivé à peu près à la même époque (1882), en France, par Bouchard, Capitan et Charrin, en Allemagne, par Lœffler et Schütz. C'est un bâtonnet à bouts arrondis, rectiligne ou légèrement incurvé, très peu mobile, un peu plus épais que celui de la tuberculose avec lequel il affecte une certaine analogie.

Les bacilles de la morve sont généralement isolés dans les cultures ; dans les tissus, ils ont une certaine tendance à former de petits amas. Pris dans les cultures, ils se colorent assez facilement avec les diverses couleurs d'aniline ; par contre, il est très difficile de les colorer dans les coupes.

Le bacille morveux se cultive assez bien sur les divers milieux de culture employés couramment par les bactériologistes, à la condition toutefois que ces milieux soient maintenus à une température assez élevée.

C'est à 37 ou 38° que le développement se fait le plus facilement. Les cultures sur pomme de terre sont de beaucoup les plus caractéristiques. Au deuxième jour, la surface ensemencée est recouverte d'une mince couche jaunâtre, transparente, qui le lendemain, prend une coloration ambrée uniforme ; vers le sixième ou le huitième jour, la culture se présente sous l'aspect d'une masse opaque, rougeâtre, entourée d'une zone d'un bleu verdâtre.

Les bacilles de la morve ne résistent guère aux différentes causes de destruction : aération, insolation, ventilation, chaleur, putréfaction, etc. La chaleur détruit rapidement leur vitalité. Leur virulence diminue progressivement lorsqu'on fait des cultures en série sur des milieux artificiels.

Nous l'avons dit, ce sont les équidés qui sont le plus fréquemment atteints, mais la morve peut être observée dans d'autres espèces. M. Straus a montré que le cobaye mâle, deux ou trois jours après l'inoculation, présente déjà un gonflement testiculaire qui peut servir au diagnostic rapide de la maladie dans les cas douteux. En revanche, certaines espèces sont absolument réfractaires à la morve, les bovidés par exemple. Malgré les travaux de Galtier, de Straus, de Zakharoff, de Finger et de Chesneau, la vaccination destinée à conférer l'immunité contre la morve n'est pas encore découverte.

Symptômes. — La durée moyenne de la période d'incubation de la morve est de trois à cinq jours.

Les symptômes et l'évolution de la maladie varient absolument suivant qu'on a affaire à la morve ou au farcin, suivant aussi que la marche de l'affection est aiguë ou chronique. Avec la plupart des auteurs, nous décrirons quatre formes et nous n'insisterons, bien entendu, dans chacune d'elles que sur les déterminations cutanées et muqueuses, les seules qui nous intéressent particulièrement.

1. *Morve aiguë.* — Parfois l'invasion est marquée par l'apparition de phénomènes généraux (faiblesse, céphalalgie, nausées, anorexie), qui peuvent faire penser à une fièvre typhoïde, mais,

le plus souvent, les phénomènes généraux sont précédés de manifestations locales.

Sur les parties découvertes (mains, pieds), on voit survenir une tuméfaction assez considérable ; la peau distendue est sillonnée par des traînées de lymphangite, formant des cordons durs, noueux, sensibles à la pression ; les ganglions correspondants sont promptement envahis, tuméfiés et douloureux.

« Un des phénomènes les plus remarquables de la morve aiguë, dit Roger, c'est l'apparition sur la face d'une inflammation particulière, sorte d'érysipèle siégeant sur un œdème dur, mal limité et n'offrant pas le bourrelet si caractéristique de l'érysipèle. L'aspect du malade devient alors assez spécial ; le nez est déformé, les joues tuméfiées ; les paupières gonflées recouvrent les yeux et, entre les voiles palpébraux, s'écoule un liquide puriforme caractéristique ; le front est envahi ; quelquefois même l'inflammation s'étend au cuir chevelu.

« L'érysipèle se couvre bientôt de vésicules et de bulles, et peut, par places, présenter des points sphacélés ».

On voit, en général, apparaître, vers le sixième jour, une éruption de petites taches rouges qui se transforment en papules, puis en pustules renfermant un pus jaunâtre, quelquefois sanguinolent.

Ces pustules, ordinairement discrètes, siègent sur les membres, la face et particulièrement les joues, les paupières, le front et le nez ; elles peuvent aussi se montrer sur les muqueuses.

Entre temps, les accidents caractéristiques de la morve se développent. Il se produit un sentiment de gêne dans le nez et dans l'arrière-gorge, de l'enchifrènement, puis le *jetage* apparaît. C'est un écoulement plus ou moins abondant de matières muco-purulentes, visqueuses, s'attachant aux narines et aux lèvres, produisant des excoriations et même des ulcérations, qui, gagnant en profondeur, peuvent envahir le périchondre nasal, et perforer la cloison ou le vomer.

Les diverses portions de la face sont profondément altérées ; la racine du nez est tuméfiée et douloureuse à la pression, la conjonctive est rouge, gonflée, sécrétant un liquide muco-purulent, les gencives sont sanguinolentes, souvent ulcérées, les amygdales, le pharynx, le larynx, sont atteints, d'où gêne de la déglutition et de la phonation. Il existe concurremment des adénopathies des régions parotidiennes et sous-maxillaires. Enfin le malade tousse et expectore des matières muco-purulentes analogues à celles qui constituent le jetage.

A cette période, les phénomènes généraux deviennent d'une extrême gravité, la température monte à 40 ou même 41°, le délire s'ins-

talle, des hémorrhagies se produisent ; les vomissements apparaissent accompagnés d'une diarrhée
sérieuse fétide. La rate est hypertrophiée, l'urine
est albumineuse ; la mort survient au milieu du
coma ou des convulsions.

La morve aiguë d'emblée dure de trois à quatre
semaines ; quand les accidents aigus surviennent
au cours d'une forme chronique, la mort survient
en trois ou quatre jours.

La terminaison est constamment fatale ;
Hertwig a cependant rapporté deux cas de guérison.

2. *Farcin aigu.* — Les observations en sont
assez rares et assez incomplètes. Les symptômes
diffèrent peu d'ailleurs de ceux que nous avons
décrits à propos de la morve. C'est le même état
général, le même complexus infectieux, ce sont
les mêmes œdèmes inflammatoires, d'aspect
érysipélateux et même phlegmoneux, les mêmes
traînées de lymphangite, les mêmes adénopathies douloureuses. Vers le 6me ou le 7me jour
apparaissent des abcès multiples qui peuvent se
sphacéler ou s'ouvrir et se transformer en plaies
ulcéreuses.

Vers la deuxième ou la troisième semaine,
quelquefois seulement à la quatrième, se produit
une éruption de nombreuses pustules qui peuvent,
elles aussi, aboutir à la gangrène.

Dès lors, le malade est irrévocablement perdu,

il est pris de délire, les selles deviennent involontaires et fétides et la mort survient dans le coma.

La durée de la maladie est en moyenne de 40 à 45 jours. La possibilité de la guérison n'est pas encore démontrée.

3. *Farcin chronique.* — Le farcin chronique est plus fréquent que la morve. Au bout d'un mois ou de six semaines de prodromes caractérisés, soit par des phénomènes généraux dans le cas d'infection, soit par des accidents locaux dans le cas d'inoculation, apparaissent les abcès pathognomoniques du farcin chronique. Ils apparaissent par poussées successives aux membres inférieurs, autour des articulations, quelquefois à la face, exceptionnellement sur le tronc. Ces abcès peuvent disparaître brusquement ; le plus souvent, ils s'ouvrent, donnant issue soit à du pus, soit à du sang, soit enfin à un mélange de pus et de sang. De l'ouverture de ces abcès résultent soit des fistules, soit des ulcères à bords renversés qui deviennent plus tard noirâtres, calleux, saillants, quelquefois lardacés ; au fond de ces ulcérations d'où s'écoule un liquide visqueux, on voit les tendons dénudés et parfois nécrosés.

Il n'y a pas d'éruption, sauf dans quelques cas assez rares. L'état général, assez peu marqué au début, peut même, vers le deuxième mois de la maladie, s'améliorer de telle façon qu'on escompte la guérison prochaine. Puis les phénomènes morbides reprennent leur marche progressive, la fièvre revêt le caractère hectique, l'amaigrissement s'accentue, la diarrhée et les vomissements surviennent et le malade succombe dans le marasme au milieu d'un délire vague.

La mort est la terminaison habituelle. Tardieu a réuni 6 cas de guérison. Il ne faut pas oublier que le malade est sujet à des rechutes et que ce n'est guère qu'au bout d'un an et plus que la guérison est assurée. La durée moyenne est de 12 à 15 mois. Elle peut être de plusieurs années.

Angioleucite farcineuse. Dans cette forme atténuée du farcin tout se borne à des manifestations locales. A la suite d'une piqûre, les téguments se couvrent de traînées de lymphangite, les ganglions se tuméfient, des abcès analogues à ceux que nous avons décrits plus haut se forment autour des lymphatiques. L'état général, assez sérieux au début, s'améliore et la maladie revêt une forme chronique. La guérison survient au bout d'un an environ.

Farcinose mutilante de la face. A la session d'avril 1891 de la Société française de Dermatologie et de Syphiligraphie, M. E. Besnier et MM. Hallopeau et Jeanselme ont signalé une forme particulière de farcin chronique, caractérisée par des mutilations de la face assez analogues à celles de la syphilis térébrante et ne s'accompagnant pas de jetage.

4. *Morve chronique.* — Rarement la morve chronique s'établit d'emblée ; le plus souvent, elle succède au farcin chronique (morve chronique farcineuse). C'est la forme où la vie se prolonge le plus longtemps ; quand elle est dégagée des manifestations farcineuses, elle peut n'entraîner la mort qu'au bout de six ans. La terminaison fatale semble presque constante.

PRONOSTIC. — Nous avons suffisamment insisté sur l'extrème gravité des différentes formes de l'infection farcino-morveuse. Seul, le farcin chronique peut se terminer favorablement dans le quart ou même dans le tiers des cas, surtout lorsque la lésion reste locale.

DIAGNOSTIC. — Le diagnostic de l'infection farcino-morveuse peut présenter les plus grandes difficultés. Il ne faut pas hésiter, dans ce cas, à recourir à la méthode expérimentale. Le pus suspect sera inoculé à des cobayes qui, au bout de peu de jours, présenteront l'orchite caractéristique (Straus).

Quand le début est caractérisé par l'apparition de phénomènes généraux assez marqués, on peut croire à l'invasion d'une fièvre éruptive, d'une fièvre typhoïde ou d'une grippe ; les douleurs articulaires fréquentes et parfois très vives peuvent même faire penser à une attaque de

rhumatisme articulaire aigu. Il est inutile
d'ajouter que la confusion, si elle a lieu, est de
courte durée. En revanche, quand la maladie est
en pleine période d'état, il est parfois impossible
de la différencier cliniquement de certains cas de
pyohémie à marche lente. Là encore l'expérimentation tranchera la question.

Les manifestations locales pourront simuler
tantôt une simple lymphangite, tantôt un
érysipèle de la face ou un œdème malin des
paupières. La phlébite des veines de la face et
de l'orbite peut déterminer des troubles (œdème,
coryza, pseudo-jetage) d'une interprétation difficile. Dans tous ces cas, un examen minutieux,
un interrogatoire serré, une recherche conscien-
cieuse des phénomènes concomitants lèveront les
doutes.

Dans les cas de morve proprement dite, il y
aura lieu d'établir un diagnostic différentiel avec
les ulcérations scrofuleuses ou tuberculeuses et
surtout syphilitiques. Nous avons déjà mentionné
ce cas de farcinose mutilante de la face devant
lequel nous avons vu des observateurs tels que
E. Besnier, Fournier, Quinquaud, hésiter jusqu'à
l'épreuve expérimentale.

ANATOMIE PATHOLOGIQUE. — Nous n'avons à
nous occuper ici que des lésions de la peau et
accessoirement de celles des muqueuses.

M. Cornil a rapproché les pustules de la morve

de celles de la variole : même état vésiculeux des cellules épithéliales, même réseau fibrillaire, formé par le reste des cellules épithéliales altérées et renfermant dans son épaisseur les globules du pus. Au niveau des pustules, le derme et le tissu cellulaire sont infiltrés de cellules de pus ; il peut même s'y produire de véritables phleg-mons.

Les vaisseaux lymphatiques, partant des foyers purulents, peuvent être enflammés ainsi que les ganglions auxquels ils se rendent. Les lésions des fosses nasales qui caractérisent la morve consistent en un boursouflement de la muqueuse, qui est injectée, d'un rouge vineux, couverte d'ecchymoses, de pustules et d'ulcéra-tions. Plus tard, la pituitaire se réduit en un détritus grisâtre au milieu duquel se voient des abcès et des ulcérations. Au fond des ulcérations, quand le processus suit une marche chronique, les cartilages et les os sont mis à nu et né-crosés.

La muqueuse de la bouche et de la langue, les amygdales, la voûte et le voile du palais sont fréquemment envahis par le processus. M. Cornil a décrit sur la voûte palatine de petites saillies transparentes analogues à des sudamina et dues à la dilatation des glandes acineuses.

La muqueuse du larynx et de la trachée est fréquemment atteinte. Elle est blanchâtre, ramollie et présente des ulcérations qui ont une curieuse tendance à la cicatrisation spontanée. Il se produit des brides fibreuses, résistantes, étoilées ou aréolaires, recouvertes d'une muqueuse mince et adhérente. Ces cicatrices fibreuses amènent le plus souvent des déformations de la trachée et même des bronches. A l'examen microscopique, ce qui domine dans les lésions morveuses des muqueuses, c'est une infiltration de leucocytes envahissant les couches superficielles de la membrane, se collectant en certains points pour former de petites tumeurs rondes qui proéminent à la surface et dont la périphérie se continue sans démarcation bien nette avec la nappe purulente qui les entoure. Ce sont les *granulations morveuses* qui, d'après Baumgarten, sont caractérisées par la formation de cellules épithélioïdes offrant souvent des figures karyokinétiques au milieu desquelles on ne trouve pas de cellules géantes mais des leucocytes dont la quantité s'accroît à mesure que progresse l'affection. En augmentant de nombre, ces leucocytes finissent par amener le ramollissement de la granulation et sa transformation en une sorte d'abcès miliaire. Les bacilles dont la coloration dans les tissus est fort difficile et ne s'obtient guère que par la méthode de Kühne, occupent le centre de la granulation morveuse et vont en diminuant vers la périphérie.

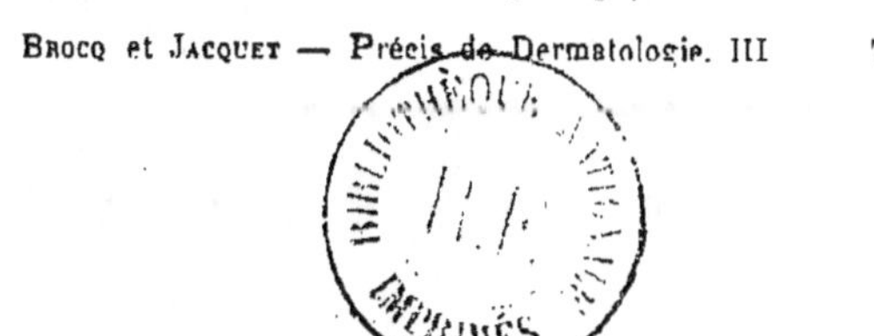

Traitement

Lorsque la contagion s'est faite d'une façon directe (piqûre, écorchure), on devra faire saigner la plaie par des pressions et on aura ensuite recours à la cautérisation au fer rouge ou au thermo-cautère.

Quand la maladie sera déclarée, on devra prendre les plus grandes précautions dans le but d'éviter la propagation du mal aux personnes saines.

Le traitement sera local et général. On ouvrira les abcès de bonne heure, on les pansera antiseptiquement ainsi que les ulcérations qui pourront leur succéder. Dans les cavités, on pratiquera des lavages fréquents avec de l'eau iodée ou de l'eau créosotée.

Les médicaments qui sont administrés à l'intérieur et ont donné les meilleurs résultats sont le soufre et l'iode.

Tardieu préconisait le soufre et, dans les formes chroniques, conseillait l'emploi des eaux sulfureuses, Bourdon faisait prendre de l'iodure de soufre. Enfin Pollé de Milan a recommandé l'usage des hyposulfites.

La médication iodée peut être prescrite sous forme de teinture d'iode ; on commence à la dose de 2 gouttes et on arrive progressivement à donner 20 gouttes par jour. Le traitement sera complété par une alimentation substantielle et l'usage des toniques, des amers, etc.

Enfin, il ne faudra pas négliger les mesures prophylactiques ; cette tâche d'ailleurs n'est plus du ressort du médecin. Il ne sortira point néanmoins de son rôle en exigeant l'application rigoureuse des règlements grâce auxquels la maladie est devenue beaucoup plus rare ; abatage immédiat des animaux morveux, surveillance de ceux qui se sont trouvés en contact avec les animaux malades, proscription rigoureuse de la viande contaminée dans l'alimentation, etc.

V

PUSTULE MALIGNE

OEDÈME MALIN

Ce sont les deux seules manifestations de l'infestion charbonneuse, chez l'homme, qui doivent nous occuper ici.

ÉTIOLOGIE. PATHOGÉNIE. — On sait que c'est aux admirables travaux de Pasteur, de Davaine, ainsi qu'aux recherches ultérieures de Pollender, de Brauell et de Koch que nous devons de connaître l'agent pathogène du charbon, la *bactéridie charbonneuse*. C'est même là aujourd'hui un des parasites bactériens les mieux connus, un de ceux dont les propriétés biologiques ont été le plus exactement déterminées. Rappelons qu'après le parasite du choléra des poules, c'est la bactéridie charbonneuse qui a servi à Pasteur d'élément d'étude, pour l'*atténuation des virus* et pour la *vaccination préventive des maladies infectieuses*. Voyons donc sommairement quels

sont les caractères morphologiques et les propriétés biologiques de la bactéridie charbonneuse.

DESCRIPTION DU PARASITE. — Le microbe du
charbon désigné par Davaine sous le nom de
bactéridie charbonneuse rentre dans la tribu des
desmo-bactéries de Cohn et dans le genre bacille
(bacillus anthracis).

Il se présente sous des aspects différents, variant de forme suivant le milieu où il s'est développé.

Dans le sang de l'homme ou des animaux ce
sont des bâtonnets cylindriques, transparents,
homogènes, immobiles, ayant de 5 à 6 μ de long
sur 1 à 5 μ de large. Chaque élément est isolé,
mais on peut en voir parfois plusieurs réunis
bout à bout formant des chaînettes de 2 à 5 bâtonnets. Ces bâtonnets parfois renflés à leurs
extrémités, sont coupés carrément, mais limités
par une ligne légèrement sinueuse, caractère qui
sert à les distinguer d'autres microbes presque
analogues morphologiquement, du *bacillus su-
tilis* en particulier avec lequel la bactéridie charbonneuse a été souvent confondue.

Dans la plupart des milieux de culture, la bactéridie charbonneuse s'allonge en longs filaments
plus ou moins enchevêtrés qui donne rapidement des spores endogènes reconnaissables à leur
aspect brillant. Ces spores ne s'observent pas
dans le sang ou dans les organes des animaux

qui succombent au charbon. Ce serait pour Behring l'acide carbonique du sérum qui empêcherait la sporulation. C'est à 35° que se fait le plus facilement la végétation de la bactéridie dans les milieux de culture ; d'après Frœnkel, la végétation s'arrêterait au-dessous de 16° et la sporulation au-dessous de 24 ou 25° ; il n'y aurait donc jamais de spores dans les cultures sur gélatine.

Nous ne pouvons insister davantage sur les caractères du parasite — voyons comment et dans quelles conditions il s'inocule à l'homme.

Pour qu'il y ait infection, pour que le parasite pénètre dans l'organisme, il semble qu'une solution de continuité du tégument soit indispensable en dépit de l'opinion contraire émise jadis par Énaux et Chaussier.

Les individus le plus fréquemment atteints sont les bergers, les équarrisseurs, les maréchaux, les vétérinaires, les porteurs de viande aux halles, les mégissiers et les tanneurs. Dans certains cas, l'inoculation sous-cutanée peut être produite indirectement et la contamination par certaines mouches ne doit point être considérée comme une légende.

I. PUSTULE MALIGNE

Symptômes. — C'est sur les parties découvertes, particulièrement à la face, qu'on l'observe dans plus de la moitié des cas ; presque toujours, elle est unique.

La période d'incubation est habituellement très courte. En général, au bout de trois jours au maximum, les premières manifestations apparaissent.

Il est rare que le médecin soit appelé à observer la première phase de la maladie qui passe ordinairement inaperçue.

C'est qu'en effet la pustule maligne, à son début, a l'aspect et les dimensions d'une simple piqûre de puce (puce maligne).

Mais bientôt apparaît une vésicule légèrement prurigineuse, de volume variable et remplie d'une sérosité jaunâtre. Puis, soit spontanément, soit sous l'influence du grattage, la vésicule se rompt et, à la place qu'elle occupait, se forme une dépression d'un rouge violacé, recouverte de concrétions jaunâtres.

Vers le deuxième jour, la maladie entre dans sa seconde période ; la lésion est alors constituée par une eschare jaunâtre qui devient rapidement brune, puis d'un noir foncé : cette eschare repose sur une base indurée et est entourée d'un bourrelet œdémateux, dur, rouge, qui se couvre lui-même de petites vésicules, plus ou moins nombreuses et remplies d'un liquide citrin (aréole vésiculaire de Chaussier).

La troisième période qui commence vers le

troisième ou le quatrième jour, est caractérisée par l'exagération des phénomènes locaux que nous venons de décrire et par l'apparition des phénomènes généraux. La température atteint 40°; le pouls est accéléré, mou ; la langue est blanche, l'anorexie est absolue.

Le malade ne tarde pas à entrer dans la quatrième période ou *période d'infection générale*. Tandis qu'autour de l'eschare qui se détache, le tissu cellulaire voisin et la peau sont envahis, le malade éprouve de la céphalalgie, des vertiges ; la peau est chaude, sèche, la bouche pâteuse, l'haleine fétide. Bientôt ces phénomènes généraux s'aggravent, des vomissements surviennent et le malade succombe soit dans le collapsus algide, soit au milieu des phénomènes convulsifs tétaniformes ou épileptiformes.

L'évolution de la pustule maligne oscille entre 6 et 9 jours ; elle peut néanmoins se prolonger pendant 12 ou 15 jours. Lorsque la pustule maligne est traitée, et même en dehors de toute intervention thérapeutique, la guérison est possible : l'eschare s'élimine, l'œdème se résout et la plaie se cicatrise. La guérison spontanée peut survenir alors même que se sont montrés des phénomènes généraux inquiétants.

Chose surprenante, la pustule maligne ne confère pas l'immunité.

L'aspect de la pustule maligne n'est pas tou-

jours le même et se modifie suivant le siège de
la lésion ; c'est ainsi qu'aux paupières, par
exemple, l'eschare est remarquablement petite.
Suivant l'aspect de la pustule, on a décrit des
*formes œdémateuses, érysipélateuses, phlegmo-
neuses*; suivant l'étendue de l'eschare, on a pu
décrire *des pustules à grangrène circonscrite et
à gangrène diffuse* ; suivant l'évolution de la
maladie, *des pustules infectantes et non infectantes*.

PRONOSTIC. — Assez grave, quoiqu'il ne soit
point rare de voir guérir la pustule maligne ;
quand l'infection se généralise et qu'on trouve
des bactéridies dans le sang, la terminaison fatale doit être considérée comme inévitable.

DIAGNOSTIC. — Au début, la pustule maligne
pourra être confondue avec une piqûre d'insecte ;
plus tard, les caractères sur lesquels nous avons
suffisamment insisté, l'aréole vésiculaire, en particulier, la feront facilement reconnaître et em-
pêcheront de la confondre avec l'ecthyma, le
furoncle ou l'anthrax.

ANATOMIE PATHOLOGIQUE. — L'étude anatomique de la pustule maligne a été soigneusement
faite par M. Straus qui a montré que, au-dessous de l'eschare qui est une masse nécrosée occupant le derme, il existe un amas de cellules rondes formant une sorte de barrière et
allant gagner le tissu cellulaire sous-jacent in-

filtré d'exsudat séro-albumineux. C'est surtout au niveau de ce rempart embryonnaire que les bactéridies sont nombreuses et développées.

TRAITEMENT. — Fournier et Chambon préconisaient l'extirpation de la pustule. La cautérisation est plus fréquemment employée soit à l'aide du cautère actuel, soit à l'aide des caustiques.

On a préconisé, dans ces derniers temps, l'usage des substances antiseptiques non caustiques injectées autour de la pustule. C'est ainsi qu'on a eu recours à l'acide phénique, à l'iode, au sublimé. Roger a employé avec succès un mélange d'iode et d'eau iodurée.

Il ne faudra pas négliger le traitement général ; on soutiendra le plus possible les forces du malade à l'aide des toniques ordinaires : quinquina, café, alcool. Quant aux mesures prophylactiques, elles sont peu du ressort du médecin ; on sait que l'usage des vaccinations pastoriennes, en diminuant la maladie chez les animaux, diminue par cela même les chances de contamination chez l'homme.

II. ŒDÈME MALIN

Signalé pour la première fois par Bourgeois, l'œdème malin a été observé aux paupières, à la langue, aux lèvres, aux membres supérieurs et au tronc.

C'est un œdème diffus, mou, pâteux, parfois tremblottant, sur lequel apparaissent, dans certains cas, des phlyctènes, puis des eschares rappelant l'aspect de la pustule maligne. Dès le deuxième ou troisième jour, surviennent les phénomènes d'infection générale auxquels le malade succombe.

VI

IMPÉTIGO

L'impétigo est une affection contagieuse et inoculable caractérisée par la formation rapide de vésico-pustules superficielles, de dimensions, en général, peu considérables, dont le contenu se concrète en croûtes jaunâtres, friables, caractéristiques, et qui se terminent en peu de jours par la guérison sans laisser de cicatrices.

Étiologie. Nature. — L'impétigo est surtout fréquent chez les jeunes sujets et particulièrement chez ceux qui sont dits *lymphatiques*, raison pour laquelle Bazin rangeait cette dermatose parmi les scrofulides bénignes. Il n'est cependant pas rare chez l'adulte et apparaît alors fréquemment à la suite d'excès de boisson (*impetigo a potu*).

L'impétigo peut apparaître spontanément, mais son développement est souvent favorisé par le grattage qui facilite l'insertion épidermique des agents ordinaires de la suppuration, microbes pathogènes de l'impétigo.

L'impétigo est donc essentiellement inoculable ; les expériences de Vidal et de Douault en ont fourni la démonstration ; la preuve accidentelle en est donnée chaque jour ; on a enfin signalé des cas d'impétigo consécutif à la vaccination pratiquée dans des conditions de propreté insuffisantes.

La contagiosité ne doit donc plus être considérée comme l'attribut d'une forme spéciale d'impétigo (*impetigo contagiosa* de T. Fox, Kaposi, etc.), mais comme une propriété absolument générale et incontestable de la maladie que nous étudions.

L'impétigo n'est pas causé par un parasite spécifique ; il constitue une forme anatomique particulière de la suppuration intra-épidermique déterminée par toute une série de micro-organismes pyogènes. Bockhardt, Dubreuilh et Bousquet ont trouvé, dans le pus des pustules d'impétigo, le *staphylococcus pyogenes aurœus*, le *staphylococcus cereus albus* et le *staphylococcus pyogenes albus*. Thibierge, à qui nous empruntons ces détails, pense que les spores et le mycelium trouvés par Kohn, Piffard, Geber, Lang, Kaposi et Dewèvre, soit dans les croûtes, soi dans le pus ou à la surface des pustules d'impétigo, sont le résultat de contaminations secondaires et accidentelles des pustules impétigineuses. Ce fait de la présence dans les lésions de l'impétigo des microbes pyogènes vulgaires explique aisément l'apparition de cette dermatose chez les individus porteurs d'une suppuration superficielle (furoncles, tournioles, etc.).

DESCRIPTION. — Au début, on observe parfois un léger malaise caractérisé par de l'anorexie, de l'embarras gastrique et un peu de fièvre. Puis on voit apparaître de petites taches érythémateuses qui s'étendent vite et peuvent, par leur confluence, former une nappe rouge. Presque en même temps, font leur apparition des vésico-pustules *jaunâtres*, de volume variable, agglomérées le plus souvent par petits îlots, quelquefois confluentes en larges groupes. Ces vésico-pustules ne tardent pas à se rompre soit spontanément, soit sous l'influence d'un traumatisme, d'un grattage, et il s'en échappe un liquide séro-purulent, ambré, qui se concrète en croûtes épaisses, jaunâtres, parfois un peu verdâtres, mais le plus souvent d'un beau jaune doré, sucre d'orge, plus ou moins humides et friables, dites *mélitagreuses* ou *mélicériques*. Ces croûtes se détachent facilement et peuvent tomber spontanément, mais au-dessous d'elles les surfaces malades continuent à suinter ; aussi les croûtes s'accroissent-elles et se renouvellent-elles constamment. Le derme est rouge, enflammé et suintant, mais jamais ulcéré, à moins que le malade ne l'excorie. Il peut exister autour des lésions

une aréole inflammatoire et il n'est pas rare de
voir les ganglions lymphatiques correspondants
tuméfiés et douloureux.

Bien que l'éruption puisse se développer en
un point quelconque du corps, la face est néanmoins son siège de prédilection. Elle n'est parfois constituée que par quelques pustules isolées,
parfois, au contraire, les vésico-pustules sont tellement nombreuses qu'elles forment par confluence de vastes placards croûteux et suintants
qui simulent tout à fait l'eczéma impétigineux.
Il y a toujours, même dans ce cas, à la périphérie, quelques éléments isolés qui permettent de
poser le diagnostic. Le dos est peut-être la seule
région que l'impétigo n'envahisse jamais; le
cuir chevelu est souvent pris et alors l'impétigo
coïncide ordinairement avec la présence de poux
qui, par le prurit qu'ils déterminent, facilitent
certainement son développement.

T. Fox Duhring, Combe, Sevestre ont observé
des lésions bulleuses et ulcéreuses des muqueuses buccale et conjonctivale en même temps
que l'impétigo des téguments de la face.

Les troubles fonctionnels qui accompagnent
l'impétigo sont généralement très peu accentués;
c'est à peine si les malades éprouvent, dans quelques cas, un léger prurit.

Marche. Durée. Terminaison. — Nous avons
vu que chaque élément d'impétigo a une évo-

lution rapide, et c'est au bout d'un temps relativement court, ne dépassant pas une à deux semaines, que les croûtes cessent de se reproduire ; la surface qu'elles recouvraient reste rouge pendant un certain temps, puis la peau reprend son aspect normal. Mais l'impétigo est une maladie à poussées successives, de telle sorte que, si on néglige de le traiter ou si son extension est favorisée par la malpropreté du malade, sa durée peut être fort longue.

DIAGNOSTIC. — L'impétigo doit être distingué de certains *eczémas* dont la secrétion est presque analogue à celle qui le caractérise. On se fondera sur l'évolution rapide, cyclique jusqu'à un certain point des éléments impétigineux, sur la possibilité de trouver toujours quelques vésico-pustules isolées, même lorsque l'affection a formé des placards, et enfin sur l'inoculabilité des lésions dans l'impétigo. Il arrive parfois que le diagnostic se complique du fait de la coexistence des deux affections, que l'eczéma soit venu compliquer l'impétigo ou inversement.

L'*ecthyma* diffère de l'impétigo par les dimensions plus considérables de ses pustules qui reposent le plus souvent sur une base enflammée, un peu indurée, et représentent à leur centre une croûte noirâtre aplatie. Il est néanmoins bien évident qu'il existe entre ces deux affections des liens de parenté non douteux sur

lesquels nous reviendrons en traitant de l'ecthyma.

L'*herpès* est constitué par des vésicules groupées sur une base rouge et ne peut être confondu
avec l'impétigo.

L'*impetigo herpetiformis* de Hebra et de Kaposi diffère essentiellement de la maladie que
nous venons d'étudier. Il s'observe chez les
femmes enceintes, se caractérise par des pustules miliaires à contenu opaque, puis jaune verdâtre, qui se recouvrent de bonne heure de
croûtes brunâtres. Les lésions qui finissent par
couvrir d'assez vastes surfaces s'accompagnent
d'une forte fièvre et d'un état général des plus
graves. La terminaison par la mort est la règle.
Pour les uns, cette dermatose est d'origine pyo-
hémique, pour les autres, elle est d'origine ré-
flexe, nerveuse et vasculaire.

Nous avons déjà dit qu'il n'y a pas lieu, à notre
avis, de différencier l'*impetigo vrai* de l'*impetigo
contagiosa* de certains auteurs. Nous croyons
que cette affection est identique à l'impétigo vrai ;
tout au plus serait-on autorisé à en faire une
variété caractérisée par des éléments plus volumineux ayant moins tendance à la rupture
spontanée et parfois d'aspect plus pemphigoïde.
Il n'y a pas lieu d'insister sur le diagnostic à
faire avec l'*impetigo rodens*. On sait que ce
terme sert à désigner certaines formes de lu-

pus dont les ulcérations se recouvrent de croûtes jaunâtres.

Pronostic. — L'impétigo est incontestablement une affection des plus bénignes. Cependant il peut ouvrir une porte d'entrée à des agents infectieux susceptibles de déterminer des lésions viscérales graves et, en particulier, des néphrites. On l'a même accusé d'être parfois la cause de l'infection tuberculeuse, les bacilles amenés par l'air extérieur trouvant, dans ses sécrétions, un terrain favorable et pénétrant dans l'organisme grâce à l'effraction épidermique (Thibierge).

Traitement

Traitement général. — Quand l'impétigo s'accompagne d'un état gastrique, il est bon d'administrer tout d'abord un purgatif et de conseiller un régime sévère.

Chez les lymphatiques, on prescrira les toniques, l'huile de foie de morue, le sirop de raifort isolé, etc.

Traitement local. — Il importe tout d'abord de calmer l'inflammation des téguments et de *faire tomber les croûtes.* Pour atteindre ce but, on fera des pulvérisations d'eau tiède pure ou boriquée, les bains d'amidon, les cataplasmes de fécules froids, les compresses de tarlatane pliées en huit ou dix doubles trempées dans de l'eau de son ou dans de la décoction de tête de l'eau de son ou dans de la décoction de tête de camomille ou de fleur de sureau additionnée d'un centième d'acide borique et recouvertes de taffetas gommé, de gutta-percha laminé ou de mackintosch.

Quand l'inflammation sera calmée et que les croûtes seront tombées, on appliquera deux fois par jour, sur les lésions, de la vaseline boriquée au dixième ou au quinzième.

Si les pommades boriquées ne donnent pas de résultats suffisamment rapides, on emploiera avec grand avantage la pommade à l'oxyde jaune d'hydrargyre au cinquantième ou au quarantième et même au vingtième ou au quinzième, si les téguments peuvent la supporter.

E. Besnier emploie des lotions avec de l'eau boriquée ou avec une solution faible de sublimé, puis il ordonne une pommade composée de 5 grammes d'onguent de Vigo pour 1 gramme d'acide borique et 30 grammes de vaseline; on étale cette composition sur un linge fin, puis on l'applique sous forme d'emplâtre. L. Brocq préfère employer l'emplâtre rouge de Vidal.

PROPHYLAXIE. — La façon dont nous avons insisté sur l'inoculabilité de l'impétigo nous dispense de nous étendre longuement sur ce point du traitement. Par des mesures rigoureuses et prises de bonne heure, on évitera l'apparition de véritables épidémies dans les écoles et dans les familles.

VII

ECTHYMA

Définition. — On donne le nom d'ecthyma à une lésion cutanée inoculable et auto-inoculable caractérisée par une pustule reposant sur une base enflammée légèrement indurée et se couvrant au bout d'un certain temps d'une croûte brunâtre.

Description. — E. Vidal a suivi pas à pas et jour par jour l'évolution de la lésion ecthymateuse : « La pustule d'ecthyma débute quelques heures après l'inoculation par un point rouge prurigineux : dès le deuxième jour, se montre au centre de la rougeur une petite papule, parfois même une petite vésicule ; le troisième jour, la rougeur s'étend, s'acumine au centre et la vésicule se trouble ; le quatrième jour, la lésion ecthymateuse est nettement constituée sous la forme d'une pustule d'un jaune blanchâtre du volume d'une grosse tête d'épingle, entourée d'une aréole rouge au niveau de laquelle le derme est un peu épaissi. Du cinquième au huitième jour, la pustule se développe, s'élargit, s'aplatit.

Vers le neuvième ou le onzième jour, il se forme une croûte centrale autour de laquelle se voit d'abord un liseré blanchâtre provenant du décollement de l'épiderme par le pus, puis, plus en dehors, l'aréole rouge périphérique ».

La lésion est alors constituée avec tout l'ensemble de ses caractères. Elle peut s'arrêter là et guérir du quinzième au vingtième jour en ne laissant comme trace de son existence qu'une tache d'un brun rougeâtre qui disparaît plus ou moins rapidement. Mais il arrive que, chez les sujets peu soigneux ou dont l'organisme est débilité, le derme s'ulcère plus ou moins profondément et se complique même parfois d'un véritable processus gangréneux (ecthymas ulcéreux, cachectique, gangréneux).

Les troubles fonctionnels qui accompagnent l'ecthyma sont le plus souvent peu prononcés. Le prurit du début cesse lorsque la pustule est constituée. Il n'existe de la fièvre que lorsque les lésions se compliquent de lymphangite et d'adénites.

Il n'est pas rare, en effet, de voir les vaisseaux lymphatiques correspondants devenir le siège d'une inflammation qui peut déterminer soit une adénite, soit même un phlegmon diffus profond.

L'ecthyma peut se développer sur toutes les régions du corps : il est rare qu'il occupe exclusivement l'une d'elles ; il offre cependant une

prédilection marquée pour les membres inférieurs.

« Sous le nom d'ecthyma infantile (ecthyma
térébrant), on a décrit une lésion rare, spéciale
aux enfants en bas âge, caractérisée d'abord par
des taches rouges, petites, par des papulo-pustules, ou des bulles pemphigoïdes sous lesquelles se
développent des ulcérations ovalaires, térébrantes, à bords taillés à pic, entourées d'un liseré
rouge à fond grisâtre, qui vont jusqu'au tissu
cellulaire sous cutané. Elles restent longtemps
stationnaires ou tendent peu à peu à bourgeon-
ner et guérissent lentement en laissant des cicatrices indélébiles. Elles siègent aux fesses, aux
cuisses, aux aines, au dos, à l'abdomen (¹) ».

Diagnostic. — L'ecthyma ne pourra guère
être confondu qu'avec l'impétigo, et cela d'autant
plus facilement qu'il est assez commun de rencontrer les deux lésions coïncidant chez le même
individu. Les vésico-pustules de l'impétigo sont
moins volumineuses, l'inflammation qui les entoure est moins intense, les croûtes qui les sur-
montent sont plus franchement jaunes, plus mélicériques.

On distinguera facilement l'ecthyma du furoncle, de l'acné pustuleuse, du pemphigus. Il
est parfois plus difficile de le distinguer de cer-

(¹) L. Brocq. — *Traitement des maladies de la peau.*

taines syphilides pustuleuses tardives ou mali-
gnes précoces et même, dans quelques cas, du
chancre induré.

Pronostic. — Le pronostic est, dans la règle,
bénin ; mais parfois, en raison de l'état général des
sujets atteints, il comporte une signification pro-
nostique sérieuse. En outre, il peut devenir l'occasion d'une infection se traduisant par des lésions viscérales et, en particulier, des néphrites
étudiées par Augagneur.

Le pronostic de l'ecthyma infantile est grave
mais pas cependant nécessairement fatal.

Étiologie. Pathogénie. — L'ecthyma s'ob-
serve surtout chez les sujets affaiblis, débilités, soit
par les excès, soit par une cachexie quelconque
(alcoolisme, syphilis, diabète, mal de Bright),
soit encore par une maladie aiguë (fièvre typhoïde, variole), soit enfin par la vieillesse.

Comme causes adjuvantes, il faut invoquer
toutes les affections cutanées s'accompagnant de
prurit et tout particulièrement la gale et la phthi-
riase.

On a décrit l'ecthyma dans certaines profes-
sions, chez les garçons d'écurie, les palefreniers,
les équarrisseurs, les chiffonniers et plus particulièrement chez les raffineurs.

Mais ce qui domine l'étiologie de l'ecthyma,
c'est que c'est une maladie microbienne inoculable et auto-inoculable. E. Vidal a fait voir que

l'inoculation pouvait se faire en série jusqu'à la cinquième ou sixième génération. Comme pour l'impétigo, il ne s'agit pas d'une affection spécifique, mais bien d'une suppuration cutanée engendrée par un de ces agents pyogènes vulgaires : streptocoque ou staphylocoque. La forme dermatologique — ecthyma ou impétigo — résulte-t-elle du point exact d'insertion des agents pyogènes dans les couches épidermiques, ou de l'état anatomique de l'épiderme, ou encore de l'état de la nutrition générale du sujet, ou enfin de conditions particulières de la virulence du microbe ? La transmission des lésions sous la même forme par inoculation à des sujets sains est plutôt en faveur de la dernière hypothèse (Thibierge). La conclusion de tout cela est que l'impétigo et l'ecthyma sont deux affections singulièrement comparables et rapprochables, non-seulement sur le terrain de la clinique, mais encore et surtout sur celui de l'étiologie et de la pathogénie.

Anatomie pathologique. — Les lésions anatomiques de l'ecthyma sont celles des pustules, en général, c'est-à-dire que la pustule est produite au début par l'altération épidermique connue sous le nom de transformation cavitaire ; il se forme ainsi des cavités anfractueuses qui se remplissent de pus et s'ouvrent les unes dans les autres. La base de la pustule est formée par le derme infiltré de leucocytes dans sa région papillaire. Le pus renferme les micro-organismes que nous avons signalés ci-dessus, staphylocoques et streptocoques. Ces derniers se rencontreraient de préférence dans les formes graves, en particulier dans l'ecthyma infantile qui, nous l'avons vu, est souvent mortel.

Traitement. — Nous n'insisterons par sur le traitement général qu'il sera nécessaire d'instituer lorsqu'on aura affaire à des sujets débilités ou cachectiques. On prescrira, dans ces cas, une bonne hygiène, des toniques appropriés, etc.

Comme traitement local, il importera tout d'abord, si le sujet est porteur de parasites, de l'en débarrasser.

Puis, après avoir fait tomber les croûtes, soit à l'aide d'un bain, soit au moyen de cataplasmes, on lavera les plaies avec une solution de sublimé au millième et enfin on pansera avec des morceaux de sparadrap rouge (E. Vidal) dont on recouvrira exactement les lésions.

VIII

FOLLICULITES
PÉRIFOLLICULITES

Ainsi que l'a fait remarquer l'un de nous, L. Brocq, dans son *Traitement des maladies de la peau*, le groupe des folliculites pris dans toute la large acception du terme est immense. On devrait y ranger, en effet, toutes les inflammations superficielles et profondes, aiguës et chroniques, des glandes sudoripares, du poil et de sa gaine... Pour la plupart des dermatologistes, le sens du mot folliculite est beaucoup plus restreint. Pour éviter les confusions, nous nous contenterons donc de décrire dans ce chapitre, les affections encore fort obscures que l'on désignait autrefois sous le nom de *sycosis*, et dont l'origine microbienne est, pour la plupart d'entre elles, considérée aujourd'hui comme évidente, sinon absolument démontrée. C'est là le motif pour lequel nous décrivons ces dermatoses dans le présent livre, en éliminant toutefois le *sycosis trichophytique* dont on trouvera la description à l'article *Trichophytie* (tome II, p. 123). Nous étudierons : 1° ce que l'on est encore obligé de désigner sous le nom de sycosis vrai ; 2° les périfolliculites conglomérées en placards de MM. Duclaux et Leloir et celles de Quinquaud ; 3° les folliculites et périfolliculites agminées décalvantes, auxquelles nous rattacherons provisoirement les alopécies cicatricielles innominées de M. le Dr E. Besnier ; 4° nous dirons un mot, en terminant, d'un type clinique des plus rares, sur la nature duquel nous ne sommes pas encore fixés et auquel nous donnons provisoirement le nom de folliculites disséminées symétriques des parties glabres à tendances cicatricielles.

I. SYCOSIS

C'est une maladie chronique de la barbe et de la moustache caractérisée par l'existence de pustules siégeant à la base des poils, de nodosités plus ou moins volumineuses, d'infiltrations plus ou moins profondes et étendues avec production d'abcès intra-dermiques, de croûtes, parfois même d'excroissances papillomateuses.

Symptômes. — Le début est, en général, insidieux, le développement lent et graduel. Il se forme tout d'abord quelques papules ou papulo-tubercules circumpilaires qui ne tardent pas à suppurer. Puis, en même temps qu'il se produit une sensation de cuisson, de tension cutanée, la peau s'infiltre, les papulo-pustules se multiplient, s'agglomérant par places pour former des masses indurées et plus ou moins profondes. Au niveau des régions les plus atteintes, la peau est épaissie, d'un rouge vif et présente comme des mamelons irréguliers. Ces masses peuvent atteindre des dimensions considérables et dépasser le volume d'une noix. Que deviennent les poils dans ce processus morbide ? Tout d'abord les gaines de leur racine s'épaississent, formant autour d'elle comme une gelée transparente ; puis, au bout d'un certain temps, ils perdent leur adhérence et tombent. Mais leur chute n'est définitive que lorsque le processus inflammatoire a été assez intense pour détruire la papille pileuse. Parfois, la papille a été seulement altérée, modifiée, le poil qui repousse est alors déformé, frisottant, noirâtre. On peut donc observer des cicatrices à la suite de cette maladie dont la marche est essentiellement chronique et la durée souvent fort longue.

On peut décrire au sycosis trois grand types cliniques :

1° Un premier type dans lequel les lésions siègent aux parties latérales des joues, à la région sushyoïdienne, parfois aussi au menton ; c'est le *type bilatéral.*

2º Un second dans lequel les lésions occupent surtout la lèvre supérieure et les paupières qui sont affectées de blépharite chronique avec destruction des cils c'est le *type médian.*

3º Dans le troisième, ou *type mixte,* toute la barbe, y compris la moustache est envahie avec ou sans blépharite concomitante.

Telle est, avec quelques variantes, la conception du sycosis que l'on retrouve dans les ouvrages classiques. C'est pour nous une sorte de syndrome dans lequel on distinguera sans doute peu à peu des maladies bien définies.

Diagnostic. — Le sycosis vrai doit être différencié du sycosis trichophytique. Outre que ce dernier est caractérisé microscopiquement par la présence du trichophyton tonsurans, il se distingue encore cliniquement par sa non-symétrie, l'existence du pityriasis alba parasitaire et de grosses nodosités inflammatoires avec suppurations profondes (voir *Trichophytie,* tome II, p. 112). On se gardera de confondre le sycosis avec l'eczéma pilaire, surtout lorsque ce dernier donne naissance à des infiltrations dermiques et devient sycosiforme. La difficulté du diagnostic est alors grande.

On doit aussi distinguer du sycosis : 1º l'acné disséminée, phlegmoneuse, indurée, l'acné pelymorphe des scrofuleux, l'acné atrophique ou ulcéreuse, ou varioliforme ; 2º certains lupus acnéiques; 3° certaines folliculites agminées dont nous dirons quelques mots dans le chapitre suivant. Enfin, à côté du diagnostic clinique, il y aurait lieu d'établir depuis peu un diagnostic bactériologique.

Bockhart a essayé de démontrer qu'à côté du sycosis trichophytique qu'il appelle sycosis *hyphogénic*, il existe une entité morbide bien définie, le *sycosis coccogenic*, répondant à la grande majorité des cas de sycosis vulgaire dont nous venons de donner la description clinique et reconnaissant pour cause première la pénétration sous certaines conditions, des cocci du pus ordinaire dans les follicules pileux.

Dans ces dernières années, Tommasoli a décrit une troisième forme de sycosis, le sycosis *bacillogenic*, qui reconnaîtrait pour cause active un bacille constitué par de petites baguettes assez épaisses à extrémités arrondies, de forme elliptique, ne liquéfiant pas la gélatine. En inoculant à des lapins et sur lui-même des cultures pures de ce bacille, Tommasoli a pu reproduire le sycosis typique ; il lui a donné le nom de *bacillus sycosiferus fœtidus*.

Au point de vue clinique, les symptômes du sycosis bacillogenic sont ceux d'un sycosis coccogenic de faible intensité; les tubercules sont moins volumineux, l'infiltration moins profonde, la suppuration moins intense. Il semble être moins fréquent que le sycosis coccogenic.

Il paraît donc exister au point de vue bactériologique plusieurs espèces de sycosis vulgaire. Il faut les étudier, les définir, voir si elles doivent être rapprochées ou distinguées des formes cliniques dont nous ébauchons plus loin l'histoire sous. le nom de folliculites agminées, décalvantes, formes qui ont elles-mêmes tant de rapports avec les acnés atrophiques, comme l'a si bien fait remarquer E. Besnier (L. Brocq).

Traitement

TRAITEMENT GÉNÉRAL. — Bien que le traitement interne paraisse devoir être dans cette affection d'une utilité tout au moins contestable, il sera bon néanmoins de soumettre les malades à un régime alimentaire modéré. On interdira l'usage des aliments qui déterminent dans l'intestin une fermentation exagérée, les fromages, par exemple. On prescrira l'emploi de l'arsenic ou du sulfure de calcium à la dose de six milligrammes trois fois par jour. Enfin, certaines eaux, celles de la Bourboule, de Bagnères-de-Luchon, de Barèges, de Cauterets, de Saint-Honoré d'Uriage, de Salies-de-Béarn, de Briscous-Biarritz, de Salins, pourront rendre des services.

TRAITEMENT LOCAL. — 1° Il importe de supprimer toute cause d'irritation directe venant du dehors, les pièces de vêtement, par exemple, dont le frottement continuel entretient l'irritation et produit même des inoculations multiples au niveau des parties malades.

2° Il faut nettoyer les surfaces envahies, enlever les croûtes, les squames qui les recouvrent ; pour cela, on coupe les poils ras avec des ciseaux, puis on fait faire trois ou quatre fois par jour des pulvérisations ou des lavages antiseptiques avec de l'eau boriquée tiède. Dans l'intervalle des pulvérisations, on maintient sur les parties malades des compresses de tarlatane pliée en plusieurs doubles, imbibée d'eau boriquée et recouverte de taffetas gommé. Si les croûtes sont trop épaisses et trop adhérentes, il peut être nécessaire, pour les détacher, de les ramollir préalablement avec de l'huile d'olive ou d'amandes douces légèrement phéniquée ; on lave ensuite à l'eau tiède avec du savon au goudron ou à l'acide borique.

Les parties malades étant détergées, il est bon de compléter le nettoyage en vidant complètement, à l'aide d'une aiguille ou d'une lancette préalablement flambée, les pustules et les abcès dermiques ; on termine l'opération en lavant avec des liquides fortement antiseptiques (alcool sursaturé d'acide borique, liqueur de Van Swieten, etc.), pour empêcher les auto-inoculations.

3° Le troisième temps du traitement consiste dans l'application de topiques actifs, d'agents

parasiticides énergiques, au premier rang desquels il faut citer les mercuriaux, liqueur de
Van Swieten, pommades au calomel ou au turbith minéral, ou au précipité jaune, ou encore
à l'oléate de mercure.

L'un de nous (L. Brocq), emploie fréquemment avec succès une pommade renfermant de
5o centigrammes à 1 gramme de précipité jaune
et de 1 gramme à 3 grammes d'huile de cade
pour 20 grammes d'excipient.

On pourra également employer les pommades
soufrées, l'huile de foie de morue, en nature ou
sous forme d'emplâtres, l'onguent styrax, le savon mou de potasse, l'ichthyol, la résorcine, les
acides pyrogallique, salicylique, la potasse caustique, enfin et surtout les préparations iodées.

Dans ces derniers temps, on a eu recours aux
emplâtres. Dans les cas torpides, l'emplâtre de
Vigo agit bien ; quand il cause trop d'inflammation, on le remplace par l'emplâtre rouge de
E. Vidal (minium 2^{gr},5o, cinabre 1^{gr},5o, diachylon, 26 grammes). En dernière analyse, dans
les cas rebelles, on en viendra au traitement
chirurgical, au curetage des pustules et des abcès. Il sera bon parfois de cautériser chaque pustule ou chaque nodosité inflammatoire avec une
pointe de galvano-cautère.

Enfin, dans les cas d'infiltration et d'induration persistantes, on se trouvera bien de l'em-

ploi des scarifications (voir, pour la description
et le manuel opératoire des scarifications, notre
article *Traitement des lupus*, dans le présent
tome, p. 29).

II. FOLLICULITES SUPPURÉES
ET CONGLOMÉRÉES EN PLACARDS

ÉTIOLOGIE. — Cette affection qui a donné lieu
à des recherches de la part de MM. Leloir et
Duclaux, puis de MM. Quinquaud et Pallier,
paraît se montrer de préférence chez les sujets
qui, par leur profession, sont exposés à avoir de
fréquents contacts avec les animaux (cochers,
palefreniers, conducteurs de bestiaux, etc.).
Pour la même raison, on la rencontre le plus
souvent au niveau des parties découvertes
(main, poignet), bien qu'elle puisse s'observer
sur les autres régions du corps.

Pour Quinquaud et Pallier, l'agent pathogène
serait, dans la forme qu'ils ont qualifiée de subaiguë, le staphylococcus pyogenes albus dont
la présence est constante à la surface de la peau
et qui pénétrerait accidentellement dans les
glandes sébacées.

En somme, bien que l'affection dont nous
nous occupons paraisse reconnaître nettement
une origine microbienne, la nature précise de

son ou de ses agents pathogènes n'est pas encore absolument démontré. Les recherches de Sabouraud semblent infirmer les travaux bactériologiques qui précèdent et prouver que ces formes de folliculites et périfolliculites sont d'origine trichophytique et vraisemblablement imputables à un trichophyton à grosses spores, d'origine équine.

L'éclosion de la maladie est favorisée par les traumatismes, par les contacts irritants incessants, par la malpropreté. Contagieuse et inoculable dans la forme commune, elle perdrait ces propriétés fâcheuses dans la forme subaiguë de Quinquaud et Pallier.

DESCRIPTION. — Cette affection est caractérisée à sa période d'état par une plaque saillante, arrondie ou ovalaire, à bords assez nets et plus ou moins surélevés ; de coloration rougeâtre, parfois violacée, la surface de cette plaque, le plus souvent légèrement mamelonnée, est criblée d'une grande quantité de petits orifices dont on fait sortir par la pression, soit du pus, soit de petits filaments blanchâtres assez analogues à du vermicelle ; en somme, cette affection se rapproche singulièrement, par ses caractères cliniques, du sycosis et surtout du furoncle et de l'anthrax.

Dans certains cas, il peut se produire de véritables clapiers purulents intra-cutanés qui donnent lieu aux formes phlegmoneuses ou anthracoïdes. Dans d'autres cas, l'aspect spécial des lésions ou les particularités de leur évolution constituent les formes *papillomateuse*, *pseudo-ulcéreuse, serpigineuse*, sur lesquelles nous ne pouvons insister.

Dans la forme commune, la dermatose arrive en huit jours à sa période d'état ; puis au bout de huit ou quinze jours, la lésion s'affaisse peu à peu et finit par guérir.

Ce qu'il importe de bien remarquer, c'est qu'il n'existe ordinairement qu'*un seul placard* ; on peut en observer quelquefois deux, rarement trois ; la multiplicité des plaques est exceptionnelle (Pallier).

ANATOMIE PATHOLOGIQUE. — Au point de vue anatomique, c'est une inflammation et une suppuration des glandes folliculo-sébacées avec infiltration du derme par des cellules embryonnaires et hyperkératinisation de l'épiderme (Pallier).

DIAGNOSTIC. — Le diagnostic est à faire principalement avec le clou de Biskra, l'anthrax, et pour les formes papillomateuse, pseudo-ulcéreuse et serpigineuse, avec le tubercule anatomique, la tuberculose verruqueuse de Riehl, certains lupus et certaines syphilides. (Voir la description de ces affections).

TRAITEMENT. — Nous ne pouvons mieux faire que de rapporter textuellement les indications thérapeutiques telles qu'elles ont été formulées par Pallier dans sa thèse (*Des périfolliculites suppurées, agminées, en plaques*. Thèse de Paris, 1889).

« On devra se proposer de rendre à la surface cutanée sa résistance normale par le repos et d'atteindre le micro-organisme pathogène dans les culs-de-sac glandulaires par des moyens appropriés. Dans les cas ordinaires, sans grande virulence, qui suppurent franchement et restent presque stationnaires, des bains prolongés pour dégorger les tissus, un pansement antiseptique par occlusion et compression de ouate suffisent pour amener la guérison en quelques semaines. Dans les cas graves par la durée, l'extension ou la récidive, on pourra adjoindre, aux premiers moyens, des cautérisations énergiques au thermo-cautère ou au nitrate d'argent, des applications de solutions antiseptiques assez fortes d'acide phénique ou de sublimé. Si on ne réussit pas, ou si le cas est particulièrement virulent, on fera un grattage très énergique à la curette, jusque dans la profondeur du derme, on cautérisera et on fera un pansement occlusif qu'on surveillera très attentivement ».

Nous venons de décrire assez complètement, quoique sommairement, les deux types de folliculites les mieux caractérisés et les plus faciles à reconnaître pour le médecin qui n'a

pas fait de la dermatologie une étude appro-
fondie. La connaissance des autres formes est
d'une réelle difficulté et confine au dilettantisme
scientifique ; aussi, cet ouvrage étant destiné à
demeurer essentiellement pratique, ne ferons-
nous que les énumérer, en analysant purement
et simplement l'exposé court mais consciencieux
que l'un de nous en a fait avec l'autorité nécessaire en pareille matière.

III. FOLLICULITES
ET PÉRIFOLLICULITES AGMINÉES

Nous croyons devoir désigner sous ce nom
les processus essentiellement destructeurs du
bulbe pileux. Pour la facilité de leur étude, nous
les diviserons en deux groupes secondaires :

1° Les folliculites et périfolliculites décalvantes disséminées, lesquelles comprennent la
plupart des dermatoses pustuleuses pouvant entraîner la suppuration du follicule, telle que la
variole, la syphilis et toutes les variétés d'acné,
en particulier, l'acné atrophique ou ulcéreuse des
auteurs français (varioliforme des Allemands,
nécrotique de C. Bœck).

2° Les folliculites et périfolliculites décalvantes agminées qui comprennent des faits
d'une extrême complexité, encore fort peu con-

nus, très voisins des sycosis vulgaires avec lesquels ils ont été confondus, quoiqu'ils en soient
cliniquement distincts et caractérisés par : 1° un
processus inflammatoire, folliculaire et périfolli-
culaire ; 2° une destruction complète de la papille pileuse, donnant lieu à une alopécie définitive ; 3° la formation ultérieure d'un tissu
ayant plus ou moins l'apparence d'un tissu de
cicatrice ; 4° une certaine tendance qu'ont les
lésions à s'agminer et à se grouper. Ils sont vraiment dignes du nom de *folliculites décalvantes*.
Ils correspondent aux *alopécies cicatricielles
innomminées* de E. Besnier (L. Brocq, *Traitement des maladies de la peau*).

On devrait, d'après L. Brocq, faire rentrer
dans ce groupe :

1° Des alopécies cicatricielles qui semblent
être en relation avec la kératose pilaire et qui
s'observent à la face, aux sourcils et au cuir
chevelu : elles sont caractérisées par la présence
de petits points blanchâtres cicatriciels, de la
grosseur d'une tête d'épingle, qui occupent la
place du follicule pileux et qui sont tout à fait
semblables aux cicatrices que laisse parfois après
elle, la destruction des poils par l'électrolyse.

2° Les faits décrits par lui-même sous le nom
de *pseudo-pelades* et qui doivent être de nouveau étudiés, certains autres faits dans lesquels
les lésions sont également groupées au cuir

chevelu par plaques irrégulières. Il se forme, autour de chaque poil, un processus inflammatoire
lent, caractérisé par une tache rouge limitée, péripilaire qui s'efface ensuite peu à peu après l'atrophie complète du follicule pileux, en laissant
une cicatrice blanche déprimée, de telle sorte
que les plaques en activité présentent un pi-
queté d'un rouge bistre péripilaire, dont les éléments ont la grosseur d'une tête d'épingle. Cet
aspect paraît être caractéristique d'une forme
clinique, spéciale. Ce processus met des mois,
peut-être même des années à évoluer : il semble
être également fort voisin de la kératose pilaire.

3° La *maladie de Quinquaud*, dans laquelle
le processus morbide acquiert une plus grande
intensité, se caractérise le plus souvent par de
véritables abcès miliaires circumpilaires. Le poil
est détruit très vite et le follicule pileux est définitivement détruit. La maladie laisse après son
évolution des plaques alopéciques irrégulières,
de grandeur variable, au niveau desquelles le
cuir chevelu est lisse, d'un blanc mat, comme
atrophié, aminci et déprimé. M. Quinquaud a
trouvé, dans les pustules péripilaires, un microcoque avec lequel il a déterminé des lésions des
follicules avec chute des poils.

L'*acné décalvante* de MM. les Drs Lailler et Ro-
bert serait cliniquement identique à cette affection, avec cette différence qu'après une première

période où l'alopécie est consécutive à des pustules acnéiformes, l'alopécie peut continuer à se
produire sans qu'il y ait de pustules acnéiques
appréciables. Ce serait là une légère différence
avec le type de Quinquaud et un trait d'union
avec la pseudo-pelade de L. Brocq.

4° Le *sycosis lupoïde* de L. Brocq caractérisé
par de grosses pustules périfolliculaires de la
barbe, par de la rougeur et de l'épaississement
du derme, par la production de croûtes et de
squames. En un mot, dit L. Brocq, la maladie
ressemble surtout au sycosis non trichophytique arrivé à un degré d'inflammation et
d'infiltration du derme très accentué ; elle en
diffère cependant par sa tendance constante à
une extension centrifuge régulière et à une atrophie totale du système pilo-sébacé ; elle laisse
donc après elle une alopécie définitive. On pourrait la rapprocher des autres affections rangées
jusqu'ici sous le nom de lupus et qui produisent, elles aussi, des alopécies irrémédiables :
elle en diffère cependant par sa limitation aux
régions pileuses, par l'*absence constante de tubercules lupiques et du bacille de Koch*, par
son aspect qui n'est ni celui du lupus vulgaris,
ni celui du lupus érythémateux. C'est pour cela
que, repoussant les dénominations insuffisam-
ment justifiées de lupus acnéique et d'acné lupoïde, L. Brocq préfère donner à cette affection

le nom de *sycosis lupoïde*, lequel lui paraît avoir l'avantage de rappeler les deux dermatoses dont elle se rapproche le plus au point de vue symptomatique.

5° A côté de ce type et de celui de Quinquaud, il semble exister tout une série d'autres processus inflammatoires circumpilaires avec tendance à l'atrophie cicatricielle du derme ; c'est ainsi que E. Besnier a décrit, d'une part, une alopécie cicatricielle consécutive à l'évolution de pustulettes circumpilaires, ayant tout à fait l'aspect de lésions faviques ; et, d'autre part, une seconde variété d'alopécie cicatricielle à début circumpilaire également, et coexistant assez fréquemment chez le même sujet avec d'autres lésions acnéiformes, en particulier, avec l'acné kéloïdienne de la nuque et avec l'acné pilaire de Bazin, acné varioliforme des Allemands, acné atrophique ou ulcéreuse des auteurs, acné nécrotique de Boeck.

L. Brocq tendrait à rapprocher de ces diverses affections, l'acné kéloïdienne de la nuque, et cela d'autant plus volontiers qu'elle coïncide parfois chez le même malade avec les formes précédentes.

IV. FOLLICULITES DISSÉMINÉES SYMÉTRIQUES DES PARTIES GLABRES

Il s'agit là d'un type clinique assez net, mais

fort rare, caractérisé par l'apparition aux membres supérieurs, aux mains, aux avant-bras, aux coudes, parfois aux cuisses, aux fesses, de petits papulo-tubercules d'un rouge vif, assez souvent surmontés d'une sorte de vésicule et ayant toujours un orifice central, par lequel il est possible de faire sourdre un liquide transparent ou opalin. Ces éléments se réunissent pour former des groupes au niveau desquels on peut observer tous les âges de la lésion, depuis les papules naissantes jusqu'aux cicatrices. Celles-ci sont arrondies, déprimées, assez semblables à celles de la variole, mais plus taillées à l'emporte-pièce. Il est assez fréquent de constater à la périphérie de ces cicatrices une aréole brunâtre, tandis que leur partie centrale est plus ou moins décolorée. Ces curieuses lésions évoluent assez lentement et se produisent par poussées successives, subintrantes, dont la durée totale est de plusieurs années.

C'est à ce groupe qu'il faut rattacher les faits rapportés et commentés par M. Barthélemy qui a cru devoir créer les termes nouveaux d'*acnitis* et de *folliculis*, faits que l'on trouvera dans son travail fait en collaboration avec MM. Darier, Jacquet et de Saint-Germain, intitulé : *De l'acnitis ou d'une variété spéciale de folliculites et périfolliculites généralisées et disséminées.*

TRAITEMENT. — Nous avons cru qu'il n'y

aurait aucun intérêt à faire suivre les subtilités cliniques que nous venons de passer en revue d'indications thérapeutiques particulières à chacune d'elles. Si, au point de vue purement objectif, ces différents types peuvent être distingués, il est permis de les confondre dans l'application du traitemen[1].

Celui-ci se résume dans l'emploi de lotions et de topiques énergiquement parasiticides, tels que lotions de sublimé au millième ou au cinq centième, si le malade peut les supporter, lotions d'alcool boriqué, badigeonnages de teinture d'iode, application de pommades mercurielles, au turbith minéral ou au précipité jaune, par exemple, applications d'emplâtre de Vigo, d'emplâtre rouge de Vidal. On pourra également avoir recours à la médication soufrée sous forme de pommades additionnées ou non de naphtol ou de résorcine. Enfin, suivant les cas, il y aura lieu de recourir soit à l'épilation, soit aux cautérisations ignées, soit enfin aux scarifications.

Il est inutile d'ajouter que, dans les formes qui s'accompagnent de destruction complète du bulbe pileux, le traitement sera purement palliatif, l'alopécie étant irrémédiable.

IX

FURONCLE

Bien que l'étude du furoncle soit surtout du ressort de la pathologie chirurgicale, nous en dirons cependant un mot ici. L'anthrax étant une maladie absolument chirurgicale, nous renvoyons le lecteur aux traités de chirurgie, en lui faisant observer toutefois que les méthodes thérapeutiques que nous allons recommander pour le furoncle peuvent être appliquées à l'anthrax.

Étiologie. — Comme causes adjuvantes du furoncle, il faut signaler :

1° L'action d'agents d'extérieurs irritants, tels que l'application sur la peau de substances irritantes, les pressions, les frottements, l'équitation, la présence de parasites.

2° Un état général mauvais, un trouble accidentel ou prolongé des fonctions digestives. Il y a un fait certain, c'est que l'apparition d'éruptions furonculeuses répétées est le plus souvent l'indice d'une auto-intoxication (diabète, albuminurie, etc.). Il est fréquent de voir survenir des poussées de furoncles à la fin d'un état général grave, et surtout à la fin d'une dermatose, d'un eczéma en particulier. Ils paraissent alors constituer une sorte de crise (L. Brocq).

Mais toutes ces causes ne font que préparer le terrain, que faciliter la prolifération du parasite pathogène dans l'épaisseur du tégument externe. Nous avons à peine besoin de rappeler que c'est Pasteur qui, en 1880, a démontré dans le pus du furoncle la présence du staphylococcus pyogenes auræus.

Description. — Le furoncle est constitué à son début par une légère induration rouge qui ne tarde pas à s'acuminer. Cette petite élevure est souvent centrée par un poil. Assez rapidement la lésion se développe et atteint des dimensions variant du volume d'un pois à celui d'une noisette et même plus : le sommet acuminé blanchit alors, l'épiderme s'amincit à son niveau et finit par s'ouvrir en donnant issue à une petite quantité de pus. A travers cette ouverture, on aperçoit une masse d'un jaune grisâtre constituée par du tissu mortifié ; c'est le bourbillon qui s'élimine du huitième au douzième jour en laissant une sorte de cavité centrale, laquelle se comble bientôt à mesure que la tuméfaction et la rougeur disparaissent.

Le furoncle s'accompagne presque toujours d'une douleur assez vive qui détermine assez souvent l'impotence fonctionnelle de la région sur laquelle il s'est développé.

Le furoncle peut être unique et isolé ; assez souvent, au contraire, on voit s'en produire une série. Parfois aussi les furoncles sont multiples d'emblée, se reproduisent pendant des mois entiers par poussées successives, constituant alors une véritable *furonculose*. Nous ne pouvons insister sur les différentes complications du furoncle, gangrènes, phlegmons et abcès, phlébites, phlébite des sinus (furoncles de la face), infection purulente, etc. Nous renvoyons pour ces différents points aux ouvrages spéciaux.

Traitement

TRAITEMENT INTERNE. RÉGIME. — Quand la furonculose est manifestement déterminée par un état général spécial, on doit s'occuper tout d'abord de ce dernier, cela va sans dire. En dehors de ces cas, il est indispensable de soumettre le malade à un régime sévère ; on lui interdira le café, les liqueurs, l'alcool, la charcuterie, les salaisons, les fromages faits, les poissons de mer et les coquillages, le gibier faisandé. On s'inspirera de l'état du tube digestif et on instituera une médication appropriée.

M. le Dr Gingeot conseille de donner de l'eau

de goudron et de faire prendre à l'intérieur le
mélange suivant :

Sulfure de sodium.
Bicarbonate de soude.
Sulfate de soude.
Sulfure de potassium. } à parties égales.
Acide tartrique.
Gomme arabique.

à la dose de 5o centigrammes, deux, trois et
même six à huit fois par jour dissous dans la
moitié ou le quart d'un verre d'eau ou de lait.

Outre les sulfureux, on a préconisé les arsenicaux sous toutes les formes possibles ; chez les
arthritiques, on a recommandé les alcalins.

Traitement local. — Quand les furoncles ne
sont pas entièrement développés, on peut tenter
de les faire avorter en les cautérisant, soit avec
le nitrate d'argent, soit avec l'élecro-cautère ;
ou bien en injectant, à la base de chacune des
petites tumeurs, quelques gouttes d'une solution
d'acide phénique à 2 %.

Un procédé beaucoup moins douloureux et
qui réussit souvent très bien, consiste à faire sur
les furoncles, à leur début, des badigeonnages
répétés avec de la teinture d'iode concentrée.

Pour empêcher qu'il se développe de nouveaux furoncles, on fait des lotions générales des
téguments avec de l'eau boriquée. On donne soit
des bains sulfureux, soit des bains d'amidon.

Une fois le furoncle développé, quand la douleur est trop intense, il ne faut pas hésiter à inciser et à débrider soit par une incision simple, soit surtout par une incision cruciale.

Chez les malades pusillanimes, on calme la douleur, et on facilite l'élimination du bourbillon en appliquant des cataplasmes de fécule de pommes de terre faits avec de l'eau boriquée et arrosés d'alcool boriqué. On évite les auto-inoculations en prescrivant de minutieux lavages antiseptiques et en faisant recouvrir toutes les parties voisines d'une couche assez épaisse de vaseline boriquée pour prévenir les auto-inoculations. Après l'élimination du bourbillon, on hâtera la cicatrisation en appliquant sur chaque élément une rondelle d'emplâtre de Vigo.

X

BOUTON D'ORIENT

« Le bouton endémique d'Orient ou bouton endémique des pays chauds est, dit E. Besnier, une affection cutanée de cause externe qui se développe, en certaines saisons, dans un grand nombre de régions et de localités isothermes dont les limites et le nombre ne sont pas encore fixés complètement, mais que l'on peut provisoirement se représenter d'une manière sommaire, avec Le Roy de Méricourt, comme contenues dans une zone qui s'étend du Maroc à l'ouest, jusqu'aux rives du Gange à l'est et qui est comprise entre les dixième et quarantième degrés de latitude Nord ».

Synonymie. — Elle est d'une richesse extraordinaire : bouton d'Alep, de Bagdad, de Cambay, du Nil ou d'Égypte, du Caire, de Suez, de Delphes, du Sindh, de Bombay, des Zibans; clou de Delhi, de Biskra, de Gafsa, de Tuggurth, chancre du Sahara, etc. Telles sont les dénominations les plus employées pour désigner une maladie qui paraît bien être toujours et partout la même. La clinique l'affirme, l'histobactériologie est en train de le prouver.

ÉTIOLOGIE. — « Non seulement le bouton endémique est propre à certaines régions, mais encore, dans les mêmes localités, il se développe inégalement dans les différentes années; il a, en outre, des périodes de floraison, de germination et de sommeil; la floraison commence avec les mois de septembre et d'octobre, la germination dure jusqu'aux mois de janvier et de février, après lesquels il ne se produit plus de nouveaux cas » (E. Besnier).

Partout c'est l'eau qui est incriminée et c'est au bain ou aux ablutions que les sujets atteints rapportent le plus souvent l'origine de leur mal. Il résulte de ce fait étiologique que la maladie frappe tout le monde et à tout âge et que, de plus, elle se montre de préférence sur les parties découvertes, les extrémités, la face, rarement le tronc, exceptionnellement les organes génitaux. Les plus petites plaies, les érosions les plus simples ont, dans les pays que nous avons énumérés plus haut, une tendance fâcheuse à se transformer en boutons d'Orient.

Par contre, les piqûres d'insectes, les mauvaises conditions hygiéniques, l'alimentation, le tempérament, ne paraissent jouer qu'un rôle très secondaire.

BACTÉRIOLOGIE. — L'origine microbienne du

bouton d'Orient ne paraît pas douteuse ; néanmoins, malgré les travaux que nous allons succinctement analyser, la nature intime et les caractères de l'agent pathogène ne sont pas encore absolument établis.

Duclaux a décrit, en 1884 (*Annales de Dermatologie et de Syphiligraphie* et *Archives de Physiologie*), des microcoques dont il avait obtenu des cultures en ensemençant le sang d'un malade atteint du bouton d'Orient. Les microcoques décrits par cet auteur mesurent de 0,5 μ à 1 μ de diamètre. On les trouve isolés, réunis par deux ou plus souvent en grand nombre ; ils montrent une motilité bien nette. Ils se cultivent bien sur tous les milieux.

Duclaux les a cultivés dans le bouillon de veau, où ils végètent rapidement à la température de 35°.

Chantemesse a donné des détails complets sur les cultures de ces microcoques en milieux solides.

La gélatine est liquéfiée assez vite ; on trouve à la surface du liquide des flocons jaune orange.

Sur gélose, on obtient des taches saillantes blanc mat qui, au bout de cinq à six jours, sont devenues d'un jaune orange brillant.

Voilà certes des caractères qui rapprochent singulièrement le micrococcus de Duclaux du micrococcus pyogenes auræus. La ressemblance est si frappante qu'ils ne feraient qu'un pour certains observateurs. Néanmoins, le micrococcus de Duclaux liquéfierait la gélatine plus lentement que le staphylocoque doré et sa culture sur pomme de terre se colorerait au bout de 24 heures, tandis que celle du staphylocoque doré ne se colorerait qu'après quatre ou cinq jours.

Les inoculations lèveraient, paraît-il, tous les doutes. Néanmoins, d'après Poncet (*Annales de l'Institut Pasteur*, 1887) le microcoque de Duclaux ne serait nullement spécifique du bouton d'Orient et plusieurs espèces de bactéries seraient capables de produire l'affection en question ; sur des coupes d'un bouton d'Orient colorées au violet de méthyle, cet auteur décrit, à côté de micrococcus de 0,25 μ, des bacilles dont la longueur varie de 1 μ à 8 μ.

Des inoculations ont été faites aux animaux et suivies de succès.

Bien avant la découverte de parasites microbiens, Weber (1876), faisait trois inoculations sur le bras d'un homme adulte avec des parcelles de croûte de bouton endémique et voyait, au bout de trois jours, apparaître les lésions caractéristiques.

Les expériences sur l'homme renouvelées par Boinet et Déperet, et en dernier lieu par Chantemesse, furent également suivies de résultats positifs.

L'évolution du bouton expérimental semble plus simple, plus rapide, moins extensive que celle du bouton vulgaire (E. Besnier). Les premières atteintes du bouton ne mettent pas l'individu à l'abri d'atteintes nouvelles ; quelques sujets cependant acquièrent l'immunité.

SYMPTÔMES. — La période d'incubation du bouton d'Orient varie de trois jours à un ou plusieurs mois ; il peut donc ne se manifester que lorsque le sujet est déjà fort éloigné de l'endroit où il a été contaminé, ainsi que L. Brocq l'a observé.

Quoi qu'il en soit, la lésion, une fois éclose, parcourt quatre périodes : *a*) induration, *b*) desquamation, *c*) ulcération, *d*) cicatrisation.

Induration. On voit apparaître au milieu de la peau saine, mais qui peut, dans certains cas, avoir été le siège d'une démangeaison plus ou moins vive, une petite tache rougeâtre dont le centre s'élève bientôt, devient papuleux, et dont, par conséquent, l'aspect n'a rien de pathognomonique.

Desquamation. L'élément primitif ainsi constitué ne tarde pas à se couvrir d'une croûtelle centrale et de squames blanches, sèches, formant collerette à sa périphérie. Le « clou » est constitué. Dans quelques cas, tout peut se borner là ; le bouton avorte ou constitue le *clou léger*, le bouton abortif.

Le plus ordinairement, le bouton persiste et
des éléments semblables s'agglomèrent autour
de lui, formant des plaques arrondies ou irrégulièrement ovalaires. La lésion devient alors le
siège d'un prurit assez marqué et d'une certaine
sensibilité à la pression. Entre temps, si on
examine attentivement à la loupe la périphérie
des éléments initiaux dans les points de progrès
excentrique, on peut constater que la zone irri-
tative est parsemée de points jaunâtres, saillants
ou non, comparables aux points jaunes que l'on
voit par transparence à travers l'épiderme dans
la première phase de l'évolution favique (E.
Besnier). Ainsi constituée, la lésion est absolument caractéristique.

Ulcération. Si on favorise la chute des croûtes
et la rupture de l'épiderme au niveau des
points jaunâtres, on observe alors une plaque
avec des ulcérations arrondies bien distinctes les
unes des autres, séparées par des intervalles de
peau saine. Au centre, on trouve assez souvent
une croûte principale plus volumineuse et plus
étendue que celle des éléments périphériques
qui paraissent être des satellites (E. Besnier).

Cette croûte centrale est d'un jaune brunâtre,
elle est extrêmement adhérente ; lorsqu'on l'enlève, on trouve au-dessous d'elle le derme d'un
rouge vif, infiltré, couvert d'une sérosité tantôt
limpide, tantôt louche ou même purulente ; ce

même derme est parfois lisse, mais bien plus souvent tellement mamelonné qu'il a l'aspect *papillomateux*.

Cicatrisation. Après un laps de temps plus ou moins long, l'ulcération du bouton d'Orient tend spontanément à la guérison. Les croûtes se dessèchent, se détachent peu à peu et tombent, laissant au-dessous d'elles une surface rosée un peu mamelonnée, sèche, parfois comme vernissée, qui s'affaisse bientôt et laissele plus souvent une cicatrice indélébile, d'un rouge terreux, puis franchement terreux, enfin blanchâtre ou bleuâtre suivant les cas; elle est fort souvent déprimée, les poils sont détruits à son niveau, parfois même, lorsque le bouton siège au visage, il peut y avoir des difformités consécutives.

Durée. Formes. — La durée totale varie de quelques mois à un an et plus. Suivant la prédominance de tel ou tel symptôme et suivant l'évolution du mal, on a décrit des formes abortives, squameuses, croûteuses, ulcéreuses graves, villeuses ou papillomateuses, confluentes.

Complications. Terminaison. — L'affection est bénigne et ne semble jamais avoir donné lieu à des localisations viscérales importantes chez l'homme. Ells se termine toujours par la guérison et les complications telles que phlébites, adénites, lymphangites, érysipèles, sont absolument exceptionnelles.

Diagnostic. — Ainsi que le fait observer E. Besnier, dans les contrées où le bouton est endémique, le diagnostic en est d'une extrême facilité pour le médecin et même pour les personnes étrangères à la médecine. En revanche, hors de ces pays, la difficulté est toujours grande pour le médecin qui n'a jamais vu le bouton des pays chauds, et partant, l'erreur presque certaine. Les commémoratifs seront du plus grand secours quand on pensera à les interroger. Les lésions avec lesquelles il y aura lieu d'établir un diagnostic différentiel sont : l'ecthyma, le chancre induré, les syphilomes pustulo-crustacés, les folliculites agminées et parfois le lupus vulgaire. Le tout est d'avoir vu ou d'être suffisamment en éveil et de soulever la question dans les cas où le diagnostic des lésions sus-indiquées ne s'imposera pas par des caractères certains.

L'auto-inoculation, l'examen bactériologique, les inoculations aux animaux, peuvent toujours être employés dans les cas litigieux.

Prophylaxie. — Dans les pays où le bouton d'Orient est endémique, on s'efforcera d'éviter l'éclosion de la maladie en traitant de bonne heure les excorations, même les plus légères, et en faisant exclusivement usage, pour les soins de la toilette, d'eau rigoureusement stérilisée par l'ébullition.

TRAITEMENT. — Le traitement général n'a, dans ce cas particulier, qu'une médiocre importance et le fer, l'huile de foie de morue, l'arsenic, ne trouveront leur emploi que chez les sujets débilités.

Au point de vue local, *le premier précepte consiste à respecter la croûte avec le plus grand soin*. En effet, quand on détache la croûte avant la cicatrisation de l'ulcération, celle-ci suppure pendant un laps de temps presque toujours assez long, puis se cicatrise lentement de la périphérie au centre. C'est là une condition de guérison défectueuse.

Si la croûte tombe, on applique une poudre astringente (poudre de henné, de tanin, d'iodoforme, de chlorate de potasse), ou encore l'emplâtre de Vigo, l'emplâtre rouge de E. Vidal. L. Brocq s'est servi avec avantage de la poudre d'aristol.

Quand la réaction inflammatoire est très vive, on applique des cataplasmes ou des compresses de tarlatane trempées dans de l'eau boriquée.

Enfin, quand il est possible de surprendre la maladie à son début, on peut essayer de la détruire, dans l'œuf, pour ainsi dire, à l'aide du fer rouge, ou des caustiques violents tels que l'acide nitrique concentré, la potasse caustique, le nitrate d'argent, etc.

XI

ULCÈRE PHAGÉDÉNIQUE
DES PAYS CHAUDS

On appelle encore l'ulcère phagédénique : plaie ou ulcère annamite.

Étiologie. Pathogénie. — La moindre plaie, la moindre solution de continuité du tégument externe, peut donner naissance à cette affection ; excoriations traumatiques, érosions suite de grattage, piqûres de moustiques ou de sangsues, acné, furoncle, anthrax, affections parasitaires, herpès, ecthyma, ulcérations syphilitiques ou scrofuleuses, etc.

Le mauvais état général joue certainement un rôle dans la détermination de cette maladie, mais il n'en est pas le seul facteur étiologique. Le pus que secrète l'ulcère phagédénique des pays chauds est inoculable. Il est probable qu'il renferme un agent infectieux, lequel paraît habiter la vase et l'eau de certains arroyos et de certaines rizières. Boinet a publié, il y a peu d'années, un travail dans lequel il décrit un microbe spécial qu'il a trouvé dans l'eau d'une mare et dans la sérosité des ulcères phagédéniques, qu'il a cultivé et inoculé aux animaux. Boinet considère ce microbe comme étant l'agent pathogène de cette affection qui, suivant lui, devrait être rangée dans les maladies parasitaires, à côté du clou de Biskra. L'ulcère phagédénique des pays chauds siège surtout aux jambes, aux pieds et aux régions périmalléolaires ; mais on l'a aussi observé à la cuisse et au tronc.

SYMPTÔMES. — Les auteurs ont décrit deux formes d'ulcère phagédénique des pays chauds : une forme *légère* et une forme *grave*.

1° **Forme légère.** — *Première période* (de début, ou de phagédénisme aigu). Les bords de la solution de continuité initiale s'enflamment, rougissent, se tuméfient, s'indurent ; tout autour se voit une zone d'inflammation d'un rouge lie de vin ; le fond de l'ulcère est sanieux, recouvert d'un magma grisâtre et sécrète du pus en abondance. Au bout d'un certain temps, ces phénomènes inflammatoires s'apaisent, les douleurs se calment, l'ulcère prend un aspect atonique et blafard.

Deuxième période (d'état). La plaie est complètement atone et grisâtre et, néanmoins, elle continue à s'étendre ; ses bords sont indurés, comme taillés à l'emporte-pièce dans l'épaisseur du derme, parfois décollés, parfois renversés en dehors. Le fond de l'ulcère est recouvert d'enduit pultacé et sécrète une sanie ichoreuse, quelquefois presque transparente.

Troisième période (de réparation). Elle survient, en général, lentement ; des bourgeons charnus se forment et comblent peu à peu l'ulcération.

2° Forme grave. — S'observe surtout chez les sujets dont l'état général est mauvais ; elle est caractérisée par une marche d'une grande rapidité, par la production d'eschares, et enfin par des complications graves, tels que décollements étendus, ouverture des articulations, nécroses osseuses, etc., pouvant, dans certains cas rares, entraîner la mort.

TRAITEMENT. — Il sera nécessaire de modifier le plus rapidement possible l'état général des sujets, de les tonifier, de leur prescrire une hygiène rigoureuse.

Comme traitement local, il faudra tout d'abord lutter contre le phagédénisme, soit par le grattage, soit par l'application de topiques énergiques, tels que les acides chlorhydrique, azotique, phénique, la teinture d'iode. Si cela devient nécessaire, on aura recours aux cautérisations au fer rouge.

Dans l'intervalle de ces applications caustiques, on fera des pansements rigoureux avec de la tarlatane trempée dans une solution antiseptique et recouverte de taffetas gommé.

Quand le phagédénisme sera arrêté et que l'on n'aura plus qu'une ulcération ordinaire, on la soignera comme nous soignons, en Europe, nos ulcères de jambe ordinaires.

Voici les principes du traitement tels qu'ils sont résumés par L. Brocq :

1° Repos absolu au lit et élévation légère du membre.

2° Lavages antiseptiques de temps en temps.

3° Pansements, soit par les pulvérisations antiseptiques, soit par les bains prolongés, soit par les bandelettes imbriquées faites avec du diachylon, de l'emplâtre rouge, de l'emplâtre de Vigo, etc., soit par les poudres sèches : iodoforme, iodol, aristol, etc. Quand les bords des ulcères sont trop calleux, on les scarifie ; quand la cicatrisation se fait par trop attendre, on fait des greffes épidermiques ou des autoplasties ; on a même proposé l'usage des courants continus.

XII

PIAN

Cette maladie porte encore les noms de *yaws*, de *framboesia*, de *mycosis framboesioïdes*, de *verruga*, de *bouton d'Amboine*, etc.

Définition. — « Maladie cutanée endémique des pays chauds caractérisée par la formation sur la peau et sur les muqueuses de tumeurs d'aspect charnu, mamelonnées, qui ressemblent à des framboises ou à des fraises » (Roux, *Traité pratique des maladies des pays chauds*, t. III, p. 3o9 et suiv.).

Étiologie. — Le pian est une maladie spécifique, très probablement contagieuse et inoculable, distincte de la syphilis, du bouton de Biskra et du mycosis fongoïde.

Symptômes. — La durée de l'incubation est de six semaines à trois mois.

La maladie elle-même est parfois précédée de prodromes, faiblesse, céphalalgie, vestiges, douleurs profondes, fourmillements, etc.

Ces prodromes durent quelques jours, puis l'éruption apparaît. Elle occupe, de préférence, la face, le cou, le cuir chevelu et la poitrine. Elle présente les aspects les plus variés : ce sont, au début, de petites taches ou des pustules brunes ou rougeâtres qui grossissent peu à peu ; au bout d'un certain temps l'épiderme se rompt et l'on observe alors des surfaces jaunâtres, spongieuses, d'où suinte un liquide clair et fétide et qui continuent à s'étendre et à s'élever au-dessus du niveau des téguments.

Ces éléments ont des dimensions qui varient de quelques millimètres à 8 ou 9 centimètres de diamètre. Parfois l'un d'eux prend une grande extension, tandis que les autres tendent à disparaître (*mother yaws* ou *maman pian*).

Les tubercules du pian diminuent lentement de volume, leur sécrétion se tarit et ils finissent par disparaître en laissant une cicatrice indélébile (Roux). La durée moyenne de chaque tumeur est d'un à trois mois ; la durée totale de l'affection est de quelques mois à plusieurs années.

On en a décrit plusieurs variétés : tumeurs sèches ou pédiculées, cylindriques ou coniques, surtout convexes ou hémisphériques, lisses ou fongueuses, papilliformes, semblables à des fraises.

La guérison est la règle ; la mort peut survenir soit par hémorrhagie, soit du fait de la cachexie.

TRAITEMENT. — Il consiste à prescrire aux malades une hygiène rigoureuse, à leur administrer soit de l'iodure de potassium, soit de l'iodoforme (1 gramme par jour) et à appliquer localement des pommades au nitrate acide de mercure, à l'iode ou à l'iodoforme.

XIII

PSOROSPERMOSES

Définition. — On désigne sous le nom de psorospermoses, depuis les recherches de Malassez, Darier, de Thibault, de Dollinger, de Neisser, de L. Moreau, de Wickham, etc., toute une classe d'affection de la peau dues, d'après ces auteurs, au développement dans l'épiderme de parasites de l'ordre des sporozoaires, groupes des psorospermies ou coccidies.

Voici, jusqu'à nouvel ordre, quelles sont les affections que l'on range dans les psorospermoses :

I. *La psorospermose folliculaire végétante de Darier.*

II. *La maladie de Paget.*

III. *Le molluscum contagiosum ?*

IV. *Certaines variétés d'épithélioma superficiel.*

Si, d'une part, la nature parasitaire des petits corps que nous allons décrire dans un instant est fortement contestée par nombre d'histologistes et de dermatologistes des plus éminents, l'origine psorospermique de ces deux dernières affections est, d'autre part, très problématique. Nous les décrirons néanmoins ici d'une façon sommaire, de façon à ne plus avoir à y revenir dans le cours de cet ouvrage.

Le parasite étant commun aux différentes affections que nous venons d'énumérer, nous commencerons par le décrire avant d'entreprendre l'étude de chaque maladie en particulier.

DESCRIPTION DU PARASITE. — Les *psorospermies oviformes* ou *coccidies* constituent le second groupe de la classification des sporozoaires d'après Balbiani qui en a fait l'objet d'une remarquable monographie. On sait que les sporozoaires sont considérés comme des organismes unicellulaires appartenant au règne animal, embranchement des protozoaires.

Ce sont donc des parasites unicellulaires qui offrent ceci de très particulier qu'ils se développent dans l'intérieur même des cellules épithéliales des vertébrés. Les coccidies ne présentent de mouvements à aucune période de leur évolution. Ces deux caractères contribuent pour une part à les différencier des sporozoaires des autres groupes et, en particulier, des grégarines. Examinées au microscope, les coccidies apparaissent sous la forme de petits corps arrondis entourés d'une membrane réfringente à double contour parfois très manifeste, surtout lorsque cette sorte de kyste qui constitue le parasite a été vidé de son contenu dans les manipulations histologiques.

Le diamètre des coccidies est peu variable, mais presque toujours supérieur au diamètre des cellules épithéliales dans lesquelles elles se sont développées.

A leur centre, il existe une boule de protoplasma séparée des parois du kyste par une zone claire. Ce protoplasma présente une ou plusieurs masses nucléaires ; tantôt il remplit le kyste sous forme de granulations fines, tantôt il est segmenté en masse distinctes.

Un des caractères particuliers de la plupart des kystes est de présenter en dehors, en un point de leur phériphérie, un noyau aplati : c'est le reste de la cellule contenante dont le noyau a été progressivement refoulé ; et souvent même les contours cellulaires se voient encore sous forme d'une ligne qui entoure le kyste en partie ou en totalité (L. Wickham).

Darier a montré que le milieu de culture le plus favorable est le sable humide préalablement stérilisé et sur lequel on dépose les squames contenant des coccidies. Au bout de seize jours, tandis que les divers éléments se sont modifiés par macération et ont perdu la netteté de leurs contours, les kystes, au contraire, se sont parfaitement conservés. Leur protoplasma s'est rétracté au centre et la paroi est resté brillante et très distincte (L. Wickham).

Les tentatives d'inoculation expérimentale ont complètement échoué. D'ailleurs, des recherches récentes tendraient à prouver que la nature et le rôle étiologique de ces corpuscules sont encore loin d'être établis.

I. PSOROSPERMOSE FOLLICULAIRE VÉGÉTANTE DE DARIER

Symptômes. — Nous reconnaissons, avec Darier et Thibault, deux périodes à la maladie que nous étudions : une première période ou *période de début* ; une deuxième période ou *période végétante*.

Période de début. — Voici d'abord en quoi consiste la lésion élémentaire de cette dermatose d'après Thibault : « C'est une petite papule surmontée d'une croûte d'un brun noirâtre ou grisâtre. Cette croûte saillante, amincie, est dure et sèche au toucher ; si l'on essaie de l'arracher, on constate qu'elle adhère fortement aux téguments; après qu'on a réussi à l'enlever, on voit que *c'est une véritable petite corne* enchâssée dans une dépression infundibuliforme par une extrémité conique ou cylindrique, d'un blanc sale, de consistance demi-molle et un peu grasse au doigt.

La dépression dé la peau qui reçoit cette extrémité est un petit entonnoir à bords un peu saillants, papuleux : il correspond manifestement
à l'orifice dilaté d'un follicule pilo-sébacé. Quelquefois même, un poil subsiste après l'arrache-
ment de la croûte ».

Les éléments de la psorospermose folliculaire
végétante sont presque toujours étendus à toute
la surface des téguments, mais il existe certains
sièges de prédilection où ils se réunissent, s'agglomèrent, deviennent confluents, formant des
placards plus ou moins étendus, plus ou moins
saillants.

Ce sont les plis articulaires, la périphérie des
organes génitaux, les flancs, la région presternale, le cuir chevelu, la face.

Ces placards se présentent sous l'aspect de
couches brunâtres ou terreuses, plus ou moins
grasses au toucher ; les saillies irrégulières qui
les constituent par leur confluence donnent à la
main une sensation de râpe très marquée. Quand
on a enlevé cette couche par le raclage, on trouve
une peau inégale et rugueuse, criblée de petits
orifices en entonnoir ; l'épiderme est conservé et
il n'y a pas de suintement sanguin (Thibault).

L'aspect de ces placards varie d'ailleurs suivant les régions : c'est ainsi qu'au cuir chevelu,
par exemple, ils revêtent la forme de squames
séborrhéiques abondantes, tandis qu'à la paume

des mains, on observe une multitude de petits pertuis situés au sommet des crêtes papillaires.

Période végétante. — Ce sont les éléments
que nous avons étudiés à la première période
qui se sont développés outre mesure ; ils constituent des saillies rougeâtres de la dimension
d'une lentille ou plus, de forme irrégulière ; le
sommet présente une dépression, pertuis craté-
riforme circonscrit par un bord annulaire, épais,
lisse. En certains points, ce bord est dépourvu
de son épiderme et apparaît exulcéré ; la pression
de cette masse fait sourdre, par l'orifice, de la
matière sébacée pure ou mélangée de pus (Lutz,
Thibault, Darier).

Ces éléments en se groupant forment des
masses beaucoup plus volumineuses, de véritables tumeurs. Cette confluence des éléments vé-
gétants se rencontre aux principaux sièges d'élection que nous avons signalés en étudiant la
première période, c'est-à-dire aux plis articulaires, aux flancs, la région presternale, au
cuir chevelu, à la face. Mais c'est surtout à la
région hypogastrique, dans le pli inguinal et
sur les bourses, que l'on trouve l'aspect le plus
végétant ; on voit, en ces régions, les éléments
se développer avec une extraordinaire exubérance,
formant de volumineuses excroissances papillomateuses, rougeâtres ou brunâtres, creusées de

sillons profonds et présentant à leur surface des orifices souvent exulcérés.

Toute cette surface végétante est humide, cons-tamment baignée par une sécrétion séro-puru-lente extrèmement fétide. On comprend que de pareilles masses exulcérées et suintantes en-traînent des troubles fonctionnels assez sérieux. Outre que la marche est très pénible, le simple contact de l'air, le frottement des vêtements sur les végétations, provoquent des douleurs très vives.

L'état général reste très longtemps bon et ce n'est qu'à la longue qu'on voit disparaître l'ap-pétit et survenir l'amaigrissement.

Les cas étudiés sont encore trop peu nom-breux pour qu'on puisse déterminer, même ap-proximativement, la durée de la maladie. Tout ce qu'on peut dire, c'est que c'est une affection à évolution extrêmement lente et n'ayant nulle tendance à la guérison.

Diagnostic. — Quand la psorospermose folli-culaire hypertrophique a atteint son complet développement, le diagnostic semble assez fa-cile ; on ne pourrait guère, en effet, la confondre qu'avec le molluscum contagiosum généralisé. Mais le molluscum contagiosum est rarement àussi étendu, ses éléments ne portent pas à leur centre des saillies cornées aussi accentuées ; ils affectent une forme de perle plus nette.

D'après Thibault, une des affections qui prê-
terait le plus à confusion est celle que Lebert,
Erasmus, Wilson, Elliot, Neely ont décrit sous le
nom d'ichthyose sébacée, de kératose folliculaire.
« Mais, ajoute le même auteur, nous croyons
qu'il n'y a pas là une affection analogue à celle
que nous décrivons. On ne trouve pas la même
généralisation des lésions même après douze ans
de durée. Les lésions manquent dans presque
tous les points que nous avons signalés comme
des lieux d'élection ».

Dans tous les cas difficiles à interpréter, on
devra faire la recherche du parasite. Voici le
procédé recommandé par M. Darier : « Prendre
un peu de la corne contenue dans l'orifice du
follicule, la dissoudre dans l'eau ou dans la solution iodée, soit directement, soit après macération dans de l'ammoniaque diluée. On voit
alors que les parties superficielles de la corne sont
formées uniquement de petits grains brillants,
réfringents, entre lesquels persiste un certain
nombre ds cellules épidermiques qui sont kéra-
tosées et conservent entre elles l'empreinte des
grains. Dans les parties profondes, plus molles,
du comédon, on trouvera des parasites sous
forme de corps durs, ronds, entourés d'une
membrane réfringente et renfermés le plus souvent dans les cellules épidermiques dont le
noyau se trouve refoulé sur le côté ».

Étiologie. Anatomie pathologique. — C'est une affection fort rare que la psorospermose folliculaire végétante.

Les causes occasionnelles en sont bien vagues ; c'est ainsi que le sexe, la profession, etc., ne semblent pas avoir d'influence sur son développement. Elle paraît être une maladie de l'âge adulte.

Au point de vue anatomo-pathologiqne, nous ne pouvons mieux faire que de rapporter, en quelques mots, les principaux points des communications de Darier à la Société de Biologie :

« Sur des coupes de fragments de peau excisés (végétations), on constate que la lésion siège presque exclusivement dans la région du col du follicule dont les parois ont, comme on le sait, la même structure que l'épiderme. Aux points les moins atteints, on trouve seulement dans la couche de Malpighi, parfaitement normale d'ailleurs, quelques corps arrondis qui se sont creusés une cavité au milieu des cellules épithéliales (voir la description des coccidies plus haut, p. 163); quand le nombre de ces corps arrondis ou coccidies augmente, les grains résultant de leur condensation s'accumulent dans le col du follicule, le dilatent en l'évasant, de sorte que son orifice prend la forme d'une cupule; du fond de celle-ci, s'élève comme une petite corne, l'amas cohérent des graisses mélées à des cellules kératinisées. La partie profonde du follicule pileux et la glande sébacée restent tout à fait sains, mais les parois de la cupule deviennent le siège de végétations papillomateuses dues à des bourgeons conjonctifs qui pénètrent dans l'épiderme, tandis que celui-ci bourgeonne en sens inverse.

Sur la coupe de follicules depuis longtemps malades et qui font une saillie considérable, on voit que la tumeur est entièrement due à l'accroissement de la végétation qui entoure le follicule comme un rempart. Ces lésions sont évidemment secondaires à la présence des psorospermies dans l'épiderme qui constitue le fait primordial dans cette maladie » (Darier).

TRAITEMENT. — Il ne paraît pas y avoir encore de traitement satisfaisant de la psorospermose folliculaire végétante. Ernest Besnier semble avoir obtenu quelques résultats par la magnésie en poudre appliquée sur les masses fongueuses et suintantes. Les travaux de Darier invitent à employer les parasiticides : pommade d'Helmérich, lotions de sublimé, etc.

Enfin, on ne négligera pas le traitement reconstituant si l'état général n'est pas satisfaisant.

II. MALADIE DE PAGET

DÉFINITION. — La maladie de Paget est une affection parasitaire du groupe des psorospermoses cutanées caractérisée par l'inflammation chronique de la peau, des glandes et de leurs conduits, suivie de prolifération épithéliale. Considérée à tort comme une maladie spéciale du sein et de la glande mammaire, elle peut affecter d'autres régions : il en existe au scrotum un exemple indiscutable (L. Wickham).

ÉTIOLOGIE. — La maladie de Paget s'observe presque exclusivement chez la femme, surtout à partir de quarante ans.

Les autres conditions étiologiques sont jusqu'à présent des plus vagues. Disons néanmoins que le sein droit est plus fréquemment atteint que le gauche.

PATHOGÉNIE. — Les recherches relativement récentes de Darier et de Wickham ont prouvé que la maladie de Paget est constituée par une dermite chronique causée par des psorospermies. Peu à peu ces irritations répétées donnent lieu à la formation d'un épithélioma d'abord superficiel qui se propage ensuite le long des canaux galactophores jusqu'aux parties profondes (Voir la description du parasite à la p. 163).

SYMPTÔMES. — Quand la maladie attaque le sein, ce qui est le cas de beaucoup le plus fréquent, les lésions débutent à l'extrémité du mamelon par de petites concrétions cornées, de petites croûtes tenaces, au-dessous desquelles surviennent d'abord une rougeur érythémateuse avec démangeaisons, puis une ulcération et des fissures.

Quand la maladie apparaît ailleurs qu'au mamelon, le début se manifeste par une petite surface rosée, érythémato-squameuse. Progressivement les régions voisines, l'aréole, sont envahies et la lésion se caractérise. C'est une surface rouge vif, suintante, desquamante ou croûteuse par places, finement mamelonnée, saignant avec facilité et tranchant nettement sur les parties voisines. Quand on la regarde de près avec attention, ajoute Wickham à qui nous empruntons cette rapide description clinique, on lui reconnaît des parties distinctes :

1° Les unes (*premier degré de la maladie*), à peine suintantes, d'un rouge vif, très finement grenues, correspondant à une excoriation superficielle, sont nombreuses et forment le fond même de la lésion ;

2° D'autres (*deuxième degré de la maladie*), mal délimitées, d'un groupe plus sombre, suintant abondamment, sont le siège d'hémorrhagies faciles et représentent des points d'exulcération franche ;

3° On peut voir aussi des ulcérations bourgeonnantes qui appartiennent au *troisième degré de la maladie* (période épithéliomateuse);

4° Il existe enfin des surfaces disséminées en

îlots, lisses, unies, brillantes, sèches et roses : ce sont des *plaques épidermisées* ou *pseudo-cicatricielles*.

Après l'envahissement successif du mamelon et de l'aréole, la lésion gagne peu à peu ; par une progression excentrique, lente et continue, elle arrive à couvrir une surface du sein plus ou moins étendue.

Au centre, le mamelon, *complètement rétracté*, devient parfois le siège d'une ulcération bourgeonnante.

Souvent, c'est dans la profondeur, à des hauteurs variables, que la néoplasie débute et se présente sous forme d'un noyau dur.

Une fois le *cancer* établi, la maladie évolue plus rapidement ; il n'y a, sauf dans quelques rares exceptions, d'infection ganglionnaire que dans les périodes avancées.

Il existe des sensations de brûlure et des démangeaisons qui sollicitent le grattage ; la véritable douleur est assez fréquente ; on a noté, du côté malade, dans plusieurs observations, de véritables névralgies intercostales et brachiales, des élancements partant du sein, tenaces et fort rebelles.

Marche. Durée. Terminaison. — Les diverses phases de l'évolution de la maladie de Paget sont très variables. L'affection, au début, peut rester cantonnée en un point pendant de nombreuses années ; puis, peu à peu, l'aréole et la peau environnante sont successivement envahies.

Dans le cours de cette évolution, il y a souvent des temps d'arrêt et, pendant quelques années, les lésions peuvent demeurer à l'état latent ; puis, à l'occasion d'une cause d'irritation quelconque, souvent sans raison appréciable, l'extension reprend sa marche graduellement envahissante, le sein est peu à peu envahi par le processus cancéreux et, sans l'intervention chirurgicale, l'évolution ultérieure serait celle des cancers habituels du sein. Dans deux cas, les ganglions furent pris et les malades moururent emportées par la généralisation cancéreuse.

Il n'y a pas d'exemple où les lésions, pendant tout le cours de l'affection, aient spontanément rétrocédé et sauf quelques temps d'arrêt, la tendance envahissante, depuis le commencement jusqu'à la fin, se manifeste sans cesse.

En dehors des phénomènes inflammatoires qu'on peut voir survenir comme dans toute solution de continuité de la peau exposée au contact des microcoques pyogènes, il se produit quelquefois dans le voisinage des lésions et en pleine peau saine de nouveaux foyers d'infection ; ce sont là de véritables points d'auto-inoculation qui évoluent comme la lésion mère. La durée est difficile à préciser ; elle dépend de

l'apparition plus ou moins précoce du cancer,
et de la thérapeutique employée.

Pronostic. — Il est *grave*, en ce sens que
toute maladie de Paget indique la possibilité
d'un cancer ultérieur pouvant entraîner la mort
par généralisation cancéreuse, ou pouvant imposer tout au moins l'amputation du sein.

Il n'est *pas très grave* en raison même de la
longue durée de l'affection, des rémissions qui
peuvent passer pour de pseudo-guérisons, en
raison aussi de ce fait que l'amputation large
pratiquée de bonne heure n'a jamais été suivie
de récidive et constitue en quelque sorte une
opération curative.

Diagnostic. — De toutes les lésions inflammatoires chroniques de la peau, c'est l'eczéma
du sein qui offre le plus de ressemblance avec la
maladie de Paget. Mais l'eczéma reconnaît des
causes qu'il est, en général, facile de déceler, irritations extérieures, parasites, état physiologique
spécial ; il est bilatéral, sa surface est plus
croûteuse et crevassée, moins nettement limitée
que celle des lésions dans la maladie de Paget ;
le mamelon n'est que fort rarement rétracté,
tandis qu'il l'est presque constamment dans
cette dernière. Le diagnostic sera plus épineux
dans les eczémas coïncidant avec un cancer ou
même compliqués de cancer.

Enfin, dans certains cas très rares, on a pu

prendre les lésions superficielles de la maladie de Paget pour quelque forme de psoriasis, pour un lupus érythémateux ou un lupus compliqué de cancer, pour des formes superficielles et lentes d'épithéliomes (acné sébacée partielle ou *rodent ulcer* des Anglais).

TRAITEMENT. — Nous ne pouvons mieux faire que de reproduire ici les conclusions thérapeutiques de la remarquable thèse de Wickham :

« 1° Tant que la lésion reste superficielle au premier et au deuxième degré de la maladie, sans être accompagnée d'épithélioma, il faut l'attaquer par des agents parasiticides appropriés, le chlorure de zinc au 1/5 par exemple, suivi de l'application d'emplâtre de Vigo, alternant avec une pommade à l'iodoforme au 1/10. Ce traitement demande beaucoup de persévérance et de sollicitude aussi bien de la part du médecin que de celle du patient.

2° Rechercher avec grand soin les complications néoplasiques ; si elles se sont produites à la surface, en un point assez restreint, racler énergiquement la zone épithéliomateuse ou mieux l'enlever largement au bistouri, et employer pour la surface totale le traitement antiparasiticide.

3° En cas de noyau développé dans la profondeur ou d'ulcération bourgeonnante très étendue ou profondément indurée, recourir d'urgence à l'amputation totale très largement faite ».

III. MOLLUSCUM CONTAGIOSUM

Ainsi que le fait observer notre savant maître le Dr Ernest Besnier, le terme *molluscum* ne convient nullement à la maladie que nous allons étudier ; mais, il n'y a pas lieu de conserver davantage les autres dénominations proposées d'*élevures folliculeuses* (Rayer), d'*acné varioliforme* (Bazin), etc. Il est donc préférable de conserver jusqu'à nouvel ordre le terme de *molluscum contagieux* créé par Bateman.

Description. — Le molluscum contagieux consiste en une petite tumeur globuleuse, très comparable comme volume et comme forme à une perle, faisant relief sur les téguments *sans inflammation ni tuméfaction périphérique du derme*. Cette petite tumeur d'un blanc mat ou d'un blanc rosé est souvent translucide et présente à son sommet un ombilic, véritable orifice par lequel on peut faire sortir par la pression une masse demi-solide d'un blanc laiteux. C'est le *corpuscule* du molluscum.

Les éléments du molluscum contagiosum sont le plus souvent isolés, discrets, disséminés en petit nombre sur la face, en particulier sur les paupières, sur le cou ou fréquemment aussi sur les parties génitales. Il est rare qu'ils prennent

un grand développement ; assez souvent on les
voit s'allonger, se pédiculiser et quand ils deviennent confluents, ce qui est exceptionnel, se dé-
former par pression réciproque.

La durée du molluscum contagiosum non
traité est indéfinie. La guérison peut survenir
spontanément par issue du contenu de la tumeur
au dehors et par résorption ou bien par inflammation de la petite cavité qui suppure et disparaît en laissant une petite cicatrice superficielle.

La maladie est, en somme, d'une extrême bénignité, d'autant plus que les formes généralisées
qu'on en a décrites constituent de véritables ra-
retés pathologiques.

PATHOGÉNIE. NATURE. — Malgré l'extrême bénignité de l'affection, la nature intime et la pathogénie du molluscum contagiosum n'en ont pas
moins passionné les auteurs. Les opinions les
plus diverses ont été émises : pour Renaut (de
Lyon), l'acné varioliforme constitue une *lésion
d'évolution des glandes sébacées* ; pour Vidal et
Leloir, cette affection est la résultante de deux
altérations différentes qui frappent les cellules
glandulaires des régions profondes et qui évoluent parallèlement : 1° Une altération particulière d'une partie des cellules du lobule due peut-
être à l'envahissement par des parasites de l'ordre
des grégarines ; 2° une altération due à la transformation cornée, par conséquent atypique, d'une

partie des cellules du lobule. Pour le professeur Neisser, le molluscum contagieux est absolument indépendant de la glande sébacée ; c'est un épithéliome provenant directement des couches profondes du réseau de Malpighi. Il est contagieux et parasitaire. Le parasite est de la classe des sporozoaires, de la tribu des coccidies. Pour Quinquaud, l'acné varioliforme de Bazin, ou molluscum contagiosum de Bateman, est une affection parasitaire due à des sporozoaires. Il est presque inutile d'ajouter que Darier considère le molluscum contagieux comme une psorospermose.

On voit qu'en somme, malgré les divergences dans l'interprétation du processus histologique, presque tous les auteurs invoquent plus ou moins l'influence parasitaire.

Ce dont il faut convenir sans restriction, c'est de la contagiosité de la maladie. Les exemples qui la démontrent de la façon la plus évidente ne se comptent plus.

Qu'il nous suffise d'ajouter que des expériences assez décisives (Retzius, E. Vidal, Haab), prouvent que le molluscum contagiosum est véritablement digne de son épithète et qu'il est inoculable. Le délai moyen de l'incubation expérimentale a été de six mois.

Traitement. — Le molluscum de Bateman étant contagieux, il y a lieu d'avertir les intéressés et, surtout, dans un asile ou dans un hô-

pital d'enfants, de ne pas admettre de sujets
atteints, ou de les isoler jusqu'à guérison.

Quand les tumeurs sont discrètes, il est extrêmement simple et facile de les énucléer à l'aide
de la petite curette tranchante de Besnier, ou de
les exciser avec des ciseaux courbes, si elles sont
pédiculées ; et cela en une seule séance.

Quand, au contraire, les tumeurs sont extrêmement multipliées, généralisées, il est bon de
les énucléer par lots successifs et en autant de
séances que cela est nécessaire. C'est seulement
dans les cas où elles se présentent à l'infini et sont,
en même temps, de très petites dimensions que
le Dr Ernest Besnier a recours aux exfoliations
successives par le savon mou de potasse, lesquelles ne peuvent d'ailleurs être inoffensives, à
titre local, ou pour la santé de l'enfant, qu'en
les exécutant aussi, par lots.

IV. ÉPITHÉLIOMAS

Définition. — L'épithélioma cutané est constitué comme toutes les néoplasies de cet ordre
par l'infiltration dans la trame du tissus d'éléments épithéliaux se rapprochant plus ou moins
de l'épithélium normal. Nous étudierons exclusivement l'épithélioma de la peau, laissant vo-
lontairement de côté l'épithélioma des muqueuses.

Synonymie. — On appelle encore l'épithélioma
de la peau : *noli me tangere, ulcère chancreux,
ulcère rongeant, ulcère cancéreux primitif,
cancer faux, cancroïde, etc.*

Division. — Au point de vue purement clinique, les auteurs distinguent trois variétés
d'épithélioma : 1° L'épithélioma papillaire ;
2° l'épithélioma superficiel ; 3° l'épithélioma
profond.

I. ÉPITHÉLIOMA PAPILLAIRE

L'épithélioma papillaire est des plus fréquents;
il commence comme une simple verrue, un papillome ordinaire, et il peut garder fort longtemps ce masque de bénignité. Puis, sous une
influence quelconque ou même spontanément,
on le voit changer d'aspect, s'étaler, se couvrir
de croûtelles noirâtres ou même s'ulcérer.

II. ÉPITHÉLIOMA SUPERFICIEL

Voici les principales formes cliniques qui appartiennent à ce groupe :

a) Épithélioma débutant par de petites squames épidermiques grisâtres recouvrant une rougeur limitée ou une légère excoriation, ou bien
par une petite saillie qui se complique rapide-

ment de fissures grisâtres ou pointillées de rouge
à bords indurés.

b) Épithélioma débutant par l'apparition, au
visage de préférence, d'une toute petite tumeur
perlée qui s'étend progressivement, mais assez
lentement, de façon à constituer en quelques
mois ou en quelques années une plaque plus ou
moins régulière, mais presque toujours arrondie
ou ovalaire. Cette variété de début nous semble
correspondre au *rodent ulcer* des Anglais;
quand la maladie a pris un certain développement, on remarque qu'elle est limitée par des
bords nettement arrêtés, faisant une légère saillie
mousse et indurée au niveau de laquelle, quand
on tend les téguments, on voit des sortes de petites nodosités blanchâtres, tangentes les unes
aux autres et formant une rangée linéaire assez
semblable aux grains d'un collier de perles.

Le centre est couvert de croûtes noirâtres ou
ulcéré. Il existe aussi, çà et là, des parties cica-
trisées d'un blanc mat, formant parfois des brides irrégulières. Cette forme est toujours fort
bénigne et peut être traitée avec un réel succès.

c) Sous le nom de *crateriforme ulcer*, Hut-
chinson a décrit, il y a quelques années, un épithélioma malin qui affecte les mêmes régions
que la forme précédente, qui devient rapidement
ulcéreux et profond, mais dont les caractères cliniques et histologiques ne nous paraissent pas
très précis.

d) C'est encore dans l'épithélioma superficiel qu'il faut ranger la lésion à laquelle certains dermatologistes ont donné le nom d'*acné sébacée concrète* et qui, après avoir simulé, au début, le lupus érythémateux, prend sous une influence quelconque l'aspect et les caractères de l'épithélioma.

e) L'épithélioma peut aussi se développer sur cette autre forme de séborrhée concrète à laquelle on donne le nom de *crasse des vieillards*, ou de *verrues plates séborrhéiques*.

L'épithélioma superficiel ne détermine pas, en général, de troubles fonctionnels bien accentués, à moins qu'on ne lui ait laissé prendre une grande extension. C'est à peine s'il est parfois le siège d'un peu de prurit ou de quelques élancements. L'épithélioma a une marche remarquablement lente tant qu'il reste superficiel ; dès qu'il envahit les parties profondes, au contraire, il brûle les étapes et s'étend avec une effrayante rapidité.

III. ÉPITHÉLIOMA PROFOND

Caractérisé par une nodosité profonde formant une tumeur à accroissement rapide au niveau de laquelle les parties superficielles des téguments finissent par s'ulcérer, l'épithélioma profond intéresse surtout le chirurgien, nous ne nous en occuperons pas ici.

Diagnostic. — Il est fort difficile de distinguer, au début, l'épithélioma de la verrue ou papillome simple ; nous avons vu, en effet, que le cancroïde n'est souvent qu'une transformation de ce papillome. A mesure que la transformation s'opérera le diagnostic deviendra de plus en plus facile.

Il est parfois possible de confondre l'épithélioma circonscrit de la face avec le chancre induré ; il est souvent très malaisé de distinguer la forme dite acné cébacée concrète d'une simple séborrhée ou d'un lupus érythémateux ; enfin, à la période ulcéreuse, on peut, dans certains cas, hésiter entre le diagnostic épithélioma et le diagnostic lésions syphilitiques tertiaires. Nous ne pouvons insister sur chacun de ces diagnostics différentiels ; nous renvoyons aux chapitres où ces affections sont traitées.

Étiologie. — L'épithélioma est une maladie de la seconde moitié de la vie et ne s'observe guère au-dessous de quarante ans. Il atteint plus souvent les hommes que les femmes.

Les dermatoses antérieures semblent faciliter son éclosion. Le siège de prédilection de l'épithélioma cutané est la face, en particulier la région supérieure et interne de joues, le nez et les paupières. On a décrit le cancer épithélial du scrotum chez les ramoneurs.

Anatomie pathologique. Nature. — Au point

de vue histologique, l'épithélioma cutané est presque toujours un épithélioma lobulé.

Toutefois, quand il se développe aux dépens des glandes sudoripares, il affecterait surtout les caractères de l'épithélioma tubulé.

D'après des recherches récentes, la variété bénigne et superficielle à perles, qui correspond probablement au rodent ulcer des Anglais, différerait par le nombre de ses caractères anatomiques de l'épithélioma vrai. Il se pourrait bien que cette prétendue forme d'épithélioma superficiel fût une maladie *sui generis*. Nous arrivons à l'hypothèse pathogénique tout récemment conçue et qui légitime la place que nous avons donnée dans ce volume aux épithéliomas cutanés.

Nous avons vu que Darier et Wickham ont démontré que la maladie de Paget, qui n'est, en somme, qu'un épithélioma, est due au développement dans les tissus de parasites spéciaux, les psorospermies. « Or, dit le second de ces auteurs, s'il est bien vrai, comme nous croyons l'avoir démontré, que la maladie de Paget est une affection essentiellement épithéliale de nature maligne, et s'il est bien vrai que toutes les lésions sont dues à des parasites de l'ordre des psorospermies, on nous accordera que la *théorie parasitaire psorospermique*, au moins pour certaines formes de cancer, mérite d'être prise en considération ».

S'il est vrai qu'on ne rencontre pas constamment des coccidies dans tous les épithéliomas, les cas dans lesquels on a observé ces parasites ne sont pas absolument rares.

Dès 1876, Malassez avait vu dans des tumeurs épithéliales des corps réfringents présentant certaines analogies avec les psorospermies du lapin. Dans deux cas qu'il a étudiés avec Albarran, il a pu démontrer qu'il s'agissait bien de coccidies. Le professeur Cornil a vu des organismes analogues dans certains cancers de l'utérus. Wickham a trouvé des coccidies dans les coupes d'un épithélioma du nez à marche rapide observé chez un malade du service de E. Vidal ; le même auteur a observé également des coccidies en petit nombre dans un cas de rodent ulcer.

Il est donc permis, en présence de l'ensemble de ces faits, de considérer comme acceptable l'hypothèse de la nature psorospermique des épithéliomas ; mais la question est bien loin d'être tranchée.

Traitement. — Nous ne nous occuperons que des épithéliomas superficiels, les autres étant du ressort de la chirurgie.

On choisira entre ces trois méthodes qui peuvent donner d'excellents résultats à la condition de les employer *à fond* ; il vaut mieux ne pas agir si on doit intervenir à moitié : 1° la cautérisation ignée ; 2° les caustiques ; 3° le raclage.

Cautérisation ignée. — On emploiera de préférence le galvano-cautère ; on détruira complètement le tissu de néo-formation, puis, on pansera à l'eau boriquée ou à la vaseline boriquée.

Caustiques. — Le meilleur de tous les caustiques nous paraît être le caustique électif de
Manec dont voici la formule :

> Acide arsénieux . . . . . . 2 parties
> Sulfure de mercure. . . . 6 //
> Éponge calcinée . . . . . 12 //

On délaie dans l'eau jusqu'à consistance de
pâte molle et on applique sur le néoplasme après
avoir fait tomber les croûtes à l'aide de cataplasmes. Au bout d'un laps de temps qui varie
de huit jours à trois semaines le caustique se
détache en entraînant avec lui la néoplasie.

Raclage. — On enlève complètement les tissus malades avec la curette tranchante et on
s'arrête lorsqu'on éprouve une certaine résistance qui indique que la curette tranchante est
arrivée sur les tissus sains. Quand la petite
hémorrhagie est arrêtée, on couvre la plaie
ainsi formée de chlorate de potasse finement
pulvérisé. L'application de cette poudre est très
douloureuse, mais les essais tentés pour la rem-
placer par un autre topique, par l'aristol en
particulier, ont été peu satisfaisants, du moins
en ce qui nous concerne.

XIV

VERRUES

Définition. — On appelle ainsi de petites excroissances cutanées de forme variable et qui, suivant leur nature, leur aspect, leur constitution anatomique et l'âge des sujets chez lesquels elles se montrent, peuvent être divisées en quatre groupes.

1° Les verrues vulgaires qui reconnaissent pour origine la présence dans le tégument externe d'un microbe spécial que nous décrirons. Ce sont elles qui légitiment la place que nous donnons dans notre ouvrage à ces dermatoses.

2° Les verrues télangiectasiques ou angiokératomes qu'il ne faut point confondre avec les prétendues verrues congénitales lesquelles « *ne sont pas des verrues,* mais des nœvi verruqueux ou verruciformes et diffèrent des verrues véritables aussi bien sous le rapport anatomique que sous le rapport clinique ». (Besnier).

3° Les verrues planes juvéniles.

4° Les verrues planes séborrhéiques des vieillards, verrues séniles.

Nous décrirons surtout les verrues vulgaires et nous dirons quelques mots seulement des trois autres groupes.

1° *Verrues vulgaires.* — Elles répondent à la dénomination vulgaire de *poireaux* ; ce sont des saillies arrondies, rugueuses, papilliformes, presque toujours sessiles, rarement pédiculées. Elles peuvent être filiformes, acuminées, tubériformes, hémisphériques, sphériques, cylindriques ou en chou-fleur. Leur coloration varie du jaune rosé au brun noirâtre. Il est rare que la verrue vraie soit solitaire ; on en observe le plus souvent plusieurs chez le même sujet. On peut même assez souvent suivre le développement d'éléments secondaires autour d'un élément primitif (verrue mère).

Les verrues vraies sont le plus ordinairement indolentes, mais elles peuvent se crevasser, s'enflammer et devenir très douloureuses.

Les verrues vulgaires consistent essentiellement en une hypertrophie circonscrite du corps papillaire du derme et de l'épiderme. Ce sont donc des papillomes.

Kühnemann a fait du parasite de la verrue commune, une étude très intéressante, reprise ultérieurement par Cornil et Babès. En employant la méthode de Gram, modifiée par Kühne, le premier de ces auteurs a trouvé dans le stratum dentelé, dans les cellules et entre elles, ainsi que dans les espaces lymphatiques, des bâtonnets dont la longueur ne dépasse jamais 1 μ 1/2. Dans les verrues anciennes, les bâtonnets sont moins nombreux que dans celles qui sont récentes.

Les cultures sur agar ont donné des colonies à coloration jaune verdâtre. Des inoculations ont été faites à des animaux (coqs, lapins) et les résultats en ont été positifs. Quant aux expériences sur l'homme, elles semblent avoir été suivies de succès.

2° *Verrues télangiectasiques ou angiokératomes.* — Voici les caractères de ces verrues, d'après la description donnée par Mibelli qui en a observé un cas sur une jeune fille de quatorze ans : on remarque sur le dos des mains de petites tumeurs du volume d'un grain de chènevis, globuleuses ou allongées, à surface rugueuse et quelquefois épineuse, de coloration variant du gris violet au rouge cuivre, s'effaçant complètement par la pression. Développement très lent, en plusieurs années. A l'examen histologique, lésions complexes de kératose et d'angiome caverneux avec dilatation des lacunes lymphatiques comme dans le fibrokératome de Unna.

3° *Verrues planes juvéniles.* — On les observe, comme les verrues vulgaires, sur le visage et sur la face dorsale des mains ; ce sont de petites saillies aplaties de la grosseur d'une tête d'épingle, disséminées sans ordre, groupées cependant parfois en séries linéaires suivant les traces d'excoriation ou de grattage.

Leur forme est arrondie ou polygonale, ou irrégulière. Leur surface est, surtout sur le dos des mains et du poignet, lisse, brillante, polie, tranchant à peine, parfois, sur la coloration normale de la peau, ce qui peut les faire confondre, tout au moins au premier abord, avec des éléments de lichen plan ou avec des adénomes.

Darier, qui a étudié les verrues planes juvéniles au point de vue bactériologique, n'a pas trouvé de parasites dans les éléments de la face. « On en trouve pourtant presque toujours, ajoute-t-il, sous forme de cocci ou de bacilles dans les verrues de la main, mais leur rôle pathogène n'est pas démontré ». « Ce sera pour plus tard, dit E. Besnier, mais provisoirement l'auto-inoculabilité de ces verrues est cliniquement manifeste ».

4° *Verrues planes séborrhéiques des vieillards, verrues séniles*. — Elles sont très fréquentes à partir de cinquante ans, surtout chez l'homme ; leur siège de prédilection est la face antérieure et la face postérieure du tronc.

Leur surface est aplatie, plus ou moins saillante, arrondie ou irrégulière.

La coloration de la peau est, au niveau de ces saillies, soit normale, soit jaunâtre, soit même noirâtre. Elles sont le plus souvent infiltrées de

matière grasse et on réussit à arracher une partie
de leur masse avec l'ongle. Il n'est pas rare
qu'elles deviennent le siège de productions épi-
théliomateuses.

DIAGNOSTIC. — Il ne faut confondre avec les
verrues ni l'*acrochordon* (verrue filiforme), ni
le *molluscum pendulum* (verrue pédiculée), qui
sont des molluscums ; ni les végétations (con-
dylomes acuminés) appelées à tort par certains
« verrues molles » et qui sont distinctes des verrues aussi bien par leurs caractères anatomiques
que par leurs caractères cliniques (E. Besnier).

Nous avons déjà signalé la difficulté qu'il peut
y avoir à distinguer, dans certains cas, les verrues planes juvéniles du lichen plan.

TRAITEMENT. — Les verrues peuvent guérir
spontanément ; elles disparaissent sans laisser de
traces et sans qu'on ait institué de médication.
Il faut tenir compte de cette éventualité dans
l'appréciation des méthodes préconisées contre
cette affection.

Traitement interne. On a préconisé contre
les verrues l'usage interne de la magnésie bicar-
bonatée (de 1 à 10 grammes par jour), de la
teinture de thuya occidentalis (60 à 80 gouttes
par jour), de l'arsenic (liq. de Fowler, ou arséniate de soude). E. Besnier n'aurait obtenu
aucun résultat de l'emploi du traitement interne.
(L. Brocq) croit que, dans les cas de verrues

généralisées, il n'est pas inutile de faire usage de ces substances, en particulier de la magnésie.

Traitement local. — On peut détruire les verrues en appliquant, à leur surface, une substance caustique (acides nitrique, phénique déliquescent, chromique fondant, acétique cristallisant ; nitrate acide de mercure, etc.); nous avons vu notre maître E. Besnier employer avec succès l'acide orthophénolsulfurique ou sulfocarbol préconisé par Vigier.

Quelle que soit la substance caustique qu'on emploie, il est nécessaire de la déposer avec précaution à l'aide d'un bâtonnet afin d'éviter le coulage sur les parties voisines. Il est même prudent de protéger celles-ci en les couvrant de collodion ou de traumaticine.

On peut obtenir la guérison des verrues d'une façon plus rapide en les abrasant à l'aide de ciseaux et en cautérisant la surface ainsi décapée à l'aide du nitrate d'argent. Ce procédé est peu goûté des malades pusillanimes chez lesquels il sera préférable d'employer les emplâtres ou les collodions salicylés.

Voici une des formules de collodion données par L. Brocq dans son traité :

<table>
<tr><td>Acide salicylique.</td><td rowspan="2">} àà 1 gramme.</td></tr>
<tr><td>Acide lactique. .</td></tr>
<tr><td>Collodion riciné . .</td><td>8 grammes.</td></tr>
</table>

On procède avec ce collodion comme pour les cors, on en met sur la verrue une couche tous les soirs pendant cinq à huit jours, puis on fait tomber les couches de collodion, soit par un bain local, soit par un cataplasme; et si la verrue n'a pas disparu, on recommence les applications.

XV

MYCOSIS FONGOÏDE

Définition. — Le mycosis fongoïde est une affection rare de la peau, qui commence le plus souvent par des lésions diverses mais banales ressemblant soit à de l'urticaire, soit à de l'érythème, soit surtout à de l'eczéma sec, lesquelles, après un laps de temps généralement assez long, se transforment en infiltrats plats et en infiltrats tubéreux, plus tard en tumeurs très étendues, fongueuses et ulcérées (Kaposi).

Historique. — Trois périodes : une période d'observation clinique dans laquelle il faut citer Alibert, le créateur du terme *mycosis fongoïde*, Bazin, Hardy et Guérard ; une période d'études histologiques avec Köbner, Ranvier, Malassez, Landouzy, Debove, Desnos et Barié, E. Vidal ; une période de recherches histo-bactériologiques représentée par Hammer, Rindfleisch, Auspitz, Hochsinger et Schiff.

Description. — Dans sa première période, qui dure généralement une année, souvent plusieurs années, l'affection ne peut être *devinée* que par un médecin particulièrement expérimenté : elle n'est alors, en effet, caractérisée que par des lésions d'apparences banales : taches congestives, fugaces ou fixes, évoluant par poussées, ortiées ensuite. quelquefois hémorrhagiques, petites ou grandes, isolées ou coalescentes, très prurigineuses souvent, non toujours (Ernest Besnier). C'est la période dite *eczématiforme* pendant laquelle les lésions semblent n'intéresser que l'épiderme et les couches supérieures du derme.

La deuxième période, ou *période de mycosis confirmé* est caractérisée par ce fait que la peau s'épaissit au niveau des lésions précédentes ; les plaques eczématiformes deviennent *lichénoïdes* irrégulières, mamelonnées, rugueuses.

La troisième période ou *période de tumeurs* succède, en général, très rapidement à la précédente. On voit alors, en un point quelconque d'une plaque lichénoïde, se former une saillie mamelonnée plus ou moins volumineuse, généralement hémisphérique, parfois ovalaire, assez souvent irrégulière par la confluence de plusieurs néoplasies voisines.

Ces tumeurs sont le plus souvent d'un rouge vif, parfois d'un rouge sombre, plus rarement d'un blanc jaunâtre. Leur consistance est irrégulièrement ferme ou molle. Tantôt, chose singulière entre toutes, ces tumeurs s'affaissent sans laisser la moindre trace de leur existence ; tantôt, et le plus souvent, elles se ramollissent progressivement et s'ulcèrent.

Ainsi est atteinte la quatrième période dite d'*ulcérations*. Celles-ci, plus ou moins volumineuses suivant les dimensions du néoplasme ulcéré, présentent un aspect qui a été comparé par E. Vidal et L. Brocq à celui de la coupe d'une tomate.

L. Brocq fait d'ailleurs observer que les trois phases que nous venons d'étudier peuvent s'observer simultanément chez le même malade, c'est-à-dire qu'un malade arrivé à la troisième période et chez lequel se développent des tumeurs peut porter çà et là, disséminées sur les téguments, des plaques lichénoïdes et eczématiformes.

Cependant les viscères profonds sont inaltérés et les ganglions lymphatiques, lorsqu'ils sont hypertrophiés, ne le sont d'habitude que faiblement et d'une façon passagère. On remarquera pourtant que, dans l'observation I d'Ernest Besnier, le sujet, dont l'autopsie fut pratiquée par L. de Saint-Germain, présentait une augmentation de volume de la rate et de la tuméfaction avec ulcération des régions adénoïdes : orifice supérieur du larynx, replis aryépiglotiques, face postérieure du larynx.

Longtemps l'état général reste bon ; mais il finit par s'altérer, il survient de l'amaigrissement, de la faiblesse, des troubles digestifs, des diarrhées incoercibles, de la cachexie, et la mort arrive dans le marasme ou par une complication. On ne connaît qu'un cas dans lequel la guérison est survenue spontanément.

Marche. Durée. Formes. — La marche de la maladie n'est point continue ; à ses diverses phases, on peut voir les manifestations cutanées s'atténuer notablement. Mais ces rétrocessions ne sont point durables et l'affection se termine fatalement par la mort.

La durée moyenne du mycosis fongoïde est de 5 à 8 ans : elle peut être plus longue ; elle peut se réduire aussi à quelques mois. A côté du type classique, il existe deux formes particulières dont nous allons dire un mot.

1° *La forme à tumeurs d'emblée* de Vidal et Brocq. Voici les caractères que les auteurs eux-mêmes attribuent à cette variété :

« Les lésions sont beaucoup plus circonscrites, n'ont pas le caractère diffus des précédentes, ne sont jamais généralisées si elles sont multiples, ne forment parfois qu'une ou plusieurs tumeurs bien limitées et semblent offrir un caractère de fixité d'autant plus grand qu'elles sont moins nombreuses. On n'y observe ni période eczématiforme, ni période lichénoïde prémonitoire ;

loin d'être moins grave que la forme classique, elle arrive peut-être plus rapidement que celle-ci à la terminaison fatale ».

2° *Le type que Kaposi considère comme la véritable lymphadénie cutanée et qu'il a décrit sous le nom de lymphodermia perniciosa.* — Dans cette dernière forme, les téguments peuvent se prendre dans leur totalité ; le malade est d'un rouge bistre de la tête aux pieds ; la peau est infiltrée et donne au toucher la sensation d'un œdème dur, plus ou moins accentué, suivant les régions. Par places, il se produit de véritables tumeurs aplaties en gâteau. Le prurit est intolérable. La mort survient peu à peu dans le marasme.

Diagnostic. — Au début, le mycosis fongoïde d'Alibert donne presque toujours lieu à une erreur de diagnostic : on croit à une dermatose banale telle que l'eczéma, par exemple. Plus l'affection se caractérise, moins, bien entendu, le diagnostic devient difficile ; la question du lichen se pose à la seconde période ; celle de la sarcomatose cutanée à la troisième. Le type Vidal et Brocq à tumeurs d'emblée doit être séparé de l'épithélioma et du sarcome de la peau.

Étiologie. Nature. — Au point de vue étiologique, on peut invoquer, pour le mycosis fongoïde, les causes banales telles que les chagrins, les émotions, le surmenage, les accouchements

répétés, un grand nombre de maladies infectieuses et notamment l'impaludisme, la syphilis,
la fièvre typhoïde; quelques intoxications et
spécialement l'alcoolisme.

L'un de nous a résumé ainsi les théories
émises sur la nature vraie du mycosis, sous les
cinq chefs suivants :

1° C'est une *lymphadénie cutanée* : cette
théorie n'est plus guère soutenable à l'heure
actuelle, ainsi que l'ont démontré E. Vidal et
L. Brocq;

2° C'est une *sarcomatose cutanée généralisée*;
or, le tableau clinique que nous avons tracé
diffère essentiellement de celui de la sarcomatose
cutanée, généralisée vraie.

3° C'est un *granulome fongoïde* ou une *néoplasie inflammatoire fongoïde*.

4° C'est une *entité morbide distincte* se rapprochant, au point de vue histologique, des
granulomes et des sarcomes lymphadéniques
myxoïdes (Vidal, Brocq, Siredey).

5° C'est un *granulome infectieux* ayant pour
origine un microbe spécial : cette théorie est la
dernière qui ait été émise. Un certain nombre
d'auteurs ont constaté la présence de microbes
dans le mycosis fongoïde ; Hammer, Hochsinger
et Schiff ont remarqué l'existence de cocci ;
Rindfleisch et Auspitz ont signalé la présence
de streptococci dans la lymphadénie cutanée. Il

est vrai que ces découvertes n'ont pas été confir-
mées par les autres observateurs ; mais, en dépit, dit E. Besnier, des résultats contradictoires
des recherches de Köbner, Geber, Neisser et de
leur élèves, nombre de raisons militent en faveur de la nature extérieure, parasitaire de
l'agent irritatif cause de la maladie.

ANATOMIE PATHOLOGIQUE. — Dans la plupart
des examens histologiques pratiqués sur des
pièces provenant soit d'autopsies, soit de biop-
sies, il est mentionné que le tissu composant les
tumeurs du mycosis fongoïde, étudié à un fort
grossissement, présente tous les caractères du
tissu adénoïde typique ; c'est-à-dire, cellules
rondes ou polygonales par pression réciproque
enfermées dans les mailles d'un réticulum dont
les travées, comme dans le tissu réticulé des
ganglions, s'insèrent sur la paroi des vaisseaux
capillaires qui parcourent le tissu.

TRAITEMENT. — C'est sans aucun résultat favorable qu'Ernest Besnier déclare avoir administré, à l'intérieur et à toutes doses, l'iodure de
potassium, le mercure, les composés salicylés et
phéniqués, le bromure de potassium, les bicar-
bonates alcalins, l'arsenic, etc.

C'est cependant, suivant ce savant maître, à
ce dernier médicament qu'il faudrait encore et
surtout recourir avec patience et persistance.

« C'est avec un résultat aussi nul, ajoute le

médecin de Saint-Louis, que nous avons poursuivi la guérison *réelle* des efflorescences pri-
maires avec l'aide des agents de réduction les
plus énergiques ; c'est surtout avec un insuccès
absolu que nous avons poursuivi par tous les
moyens imaginables la cure du prurit atroce,
horrible, qui excrucie les malheureux malades ;
il faut *varier* à l'infini l'usage de tous les modificateurs externes dont l'effet est rapidement
usé. Nous n'avons pas osé, en raison de la
grande faculté d'absorption des efflorescences
pour les substances toxiques et de leur étendue,
avoir recours aux fomentations faites avec les
solutions de cyanure de potassium à la dose
qui serait nécessaire et que nous estimons à
1 pour 200.

« Dans les cas où les tumeurs sont discrètes,
l'exérèse peut en être exécutée sans aucune
appréhension et est d'un grand secours.

« Enfin, à la période des tumeurs ulcérées,
quelques pansements très utiles peuvent être
exécutés : pulvérisations phéniquées et, dans les
intervalles, applications de poudre composée de
sous-nitrate de bismuth 90, pour 10 de salol ».

XVI

ACTINOMYCOSE

Nous ne dirons que quelques mots de cette affection dont les manifestations cutanées sont encore fort mal connues et ne sont, le plus souvent, que la conséquence de l'envahissement des tissus profonds.

De plus, cette maladie, fréquente chez les animaux, paraît assez rare dans l'espèce humaine; elle n'est pas aussi exceptionnelle dans notre pays qu'on l'avait cru d'abord. Il faut y songer et la rechercher (Poncet).

L'actinomycose est causée par la prolifération dans l'organisme d'un végétal spécial auquel Harz a donné le nom d'actinomyces pour rappeler à la fois sa nature cryptogamique et son aspect radié (ακτις, rayon ; μυκης, champignon).

Macroscopiquement, l'actinomycose se caractérise par la présence dans le pus des abcès qu'elle détermine, et, dans les tissus malades, de petits grains jaunes opaques d'un volume variable, mais dont les dimensions oscillent, en

général, entre celles d'un grain de lycopode et
celles d'un grain de millet. En écrasant un de
ces grains, on constate qu'il est formé d'un
agrégat de petites boules qui, examinées au microscope, apparaissent formées chacune d'une
masse centrale d'où irradient de nombreux
rayons divergents, dont la plupart se terminent
par des renflements en massue.

On a pu cultiver l'actinomyces sur la plupart
des milieux de culture employés en bactériologie. L'inoculation est suivie de résultats positifs
lorsqu'on a eu la précaution de rendre au parasite sa puissance végétative et son pouvoir pathogène, en l'ensemençant dans une graine
qu'on livre ensuite à la terre. Liebman a montré
que, dans la plante qui lève et se développe alors,
l'actinomyces a reconquis son pouvoir pathogène
affaibli par son passage à l'homme ou à un
animal.

Ce dernier détail explique la fréquence de
l'actinomycose chez les herbivores et sa rareté
chez les carnassiers.

L'actinomycose cutanée se rencontre surtout
aux mains chez des individus ayant manié du
blé ou de l'avoine; Partsch en cite un cas survenu sur une cicatrice d'amputation du sein.
Dans le fait de Kaposi, l'affection occupait la
peau du thorax et pendant onze ans se caractérisa
par la production de nouveaux nodules.

Les symptômes rappellent ceux des tuberculoses cutanées ; il y a, comme dans le lupus, infiltration ligneuse et nodulaire : ultérieurement il se produit des ulcérations irrégulières, à bords déchiquetés et tendant à envahir les muscles sous-jacents (Roger).

L'actinomycose cutanée est relativement bénigne. Le diagnostic ne sera guère possible que si on réussit à mettre en évidence les grains jaunes caractéristiques, les lésions actinomycosiques ne présentant guère de particularités pathognomoniques.

Le traitement consistera à gratter soigneusement et à fond les lésions, puis à appliquer des substances antiseptiques suffisamment énergiques sur les plaies ainsi faites.

L'iodure de potassium a donné de bons résultats.

Mentionnons, en terminant, les mesures prophylactiques qui ne doivent pas être négligées.

XVII

FONGUS DU PIED

« Sous les noms de Madura foot (pied de Madura), de fongus du pied, de maladie tuberculeuse du pied, de tumeur du pied, de dégénérescence endémique des os du pied, de pied fongueux,
d'ulcère grave du pied, de mycétoma, etc., on a
décrit une maladie singulière affectant presque
toujours le pied, quelquefois la main, et caractérisée par l'hypertrophie de ces organes et l'existence à leur surface de nombreux orifices de canaux qui pénètrent plus ou moins profondément
dans l'intérieur des tissus. Ceux-ci, y compris
les os, sont désorganisés par le développement
de tumeurs spéciales et la maladie, qui ne guérit
pas spontanément, peut se terminer par la mort
si le chirurgien n'intervient pas par une amputation » (Roux : *Traité pratique des maladies
des pays chauds*, t. III, p. 353 et suiv.).

Cette affection est probablement causée par un
parasite encore mal défini, mais dont les effets
nous semblent bien voisins de ceux de l'actinomycose.

XVIII

BRIDOU

Le bridou ou perlèche est une affection spéciale de la commissure des lèvres qui a été bien étudiée par J. Lemaistre en 1886.

Les lésions sont bilatérales et, au niveau de chacune des commissures l'épiderme est blanchâtre, macéré, desquamé; au-dessous de lui le derme apparaît rouge, enflammé. Le plus souvent la lésion reste strictement limitée autour des commissures et la douleur qu'elle provoque ne devient un peu vive que dans les cas où il se produit de petites fissures au niveau du sillon commissural.

La durée de cette affection est courte et ne dépasse pas trois semaines; mais les récidives sont fréquentes et la maladie peut ainsi se perpétuer pendant des mois chez le même individu.

Étiologie. Parasite. — Ce sont les enfants qui sont surtout atteints de perlèche; ils se la transmettent par les récipients dont ils se servent pour boire.

D'après Lemaistre, la perlèche est causée par

un streptocoque à longues chaînettes qu'il a pu cultiver et qu'il a retrouvé dans les eaux stagnantes, les fontaines et les puits : il lui a donné le nom de *streptococcus plicatilis*.

DIAGNOSTIC. — La perlèche ne peut être confondue qu'avec l'herpès labialis et avec les plaques muqueuses ; elle diffère du premier par l'absence de vésicules ; il y a toujours dans la syphilis secondaire d'autres accidents qui permettent de la reconnaître.

TRAITEMENT. — Il suffira de faire des lotions parasiticides fréquentes et d'employer dans l'intervalle la pommade boriquée au dixième ou la pommade soufrée au vingtième. Les moyens prophylactiques consisteront à empêcher les enfants de boire de l'eau contaminée et à laver à l'eau bouillante les vases dont font usage ceux qui sont déjà malades.

XIX

LEPOTHRIX

Définition. — C'est une affection particulière des poils que Paxton a fait connaître, pour la première fois, en 1869 ; vingt ans plus tard, Patteson la décrivait sous le nom de *trichomycose noueuse* ; ce terme de *lepothrix* lui a été attribué par E. Wilson. Le parasite pathogène en a été étudié par Hoffmann, Pick, Eberth, Babès, Balzer et Barthélemy.

Description. — Cette affection s'observe surtout aux poils des aisselles et des parties génitales. Elle est caractérisée par de petites concrétions qui font saillie le long des poils. Ceux-ci sont secs, ternes, rudes et noueux au toucher. Tantôt ces concrétions forment aux poils une véritable gaine presque ininterrompue, *forme diffuse;* tantôt elles constituent de petites masses isolées les unes des autres et formant chapelet, *forme nodulaire.*

Ces concrétions sont très adhérentes et ne se détachent qu'à la suite d'une friction énergique. Le siège d'élection est au tiers moyen des poils ;

jamais elle n'intéresse le follicule pileux lui-
même.

Pathogénie. — Les nodosités sont constituées :

1° Par des bacilles (Babès dit, par des chaînettes de micrococci ronds ou elliptiques) qui
viennent de l'extérieur et qui siègent dans les
couches corticales des poils qu'ils pénètrent
grâce à la macération des cellules superficielles
par l'humidité de la région ; ils forment des dé-
pressions sur le poil, se développent dans de
petits trous à sa surface puis font éclater longi-
tudinalement les fibres corticales ; ce sont de
petits bâtonnets courts avec des extrémités arrondies, deux ou trois fois aussi longs que larges ;
on n'a pas encore pu les cultiver ;

2° Par une substance dure, homogène, un peu
granuleuse, analogue à la chitine des œufs de
poux, fort dure, d'un jaune pâle, insoluble dans
l'alcool, l'éther, la benzine, etc., elle se forme
en même temps que se développent les parasites
et les soude entre eux.

Traitement. — On a recommandé de faire
raser les parties malades afin d'enlever mécaniquement les parasites, puis de lotionner chaque
jour, pendant une semaine, avec une solution
faible de sublimé au deux millième, et de
mettre pendant la nuit une pommade à la résorcine et à l'oxyde de zinc.

TABLE DES MATIÈRES

—

Saint-Amand (Cher). — Imp. DESTENAY, Bussière frères

La seconde édition de ce livre a reçu du public médical le même accueil favorable que la première. Nous trouvant par suite dans l'obligation agréable de préparer une troisième édition, nous avons considéré comme un devoir strict d'y apporter tous nos soins et de justifier ainsi la faveur soutenue dont notre ouvrage a été l'objet.

En raison du court espace de temps qui s'est écoulé entre la seconde édition et la présente, nous n'avions pas à enregistrer des progrès bien notables dans le domaine de la thérapeutique. Cependant, quelques médications nouvelles ont dû être mentionnées : notamment, le traitement sérothérapique de la peste, les différentes applications de l'opothérapie qui se sont multipliées depuis peu de temps, le traitement des cardiopathies par les agents physiques, les traitements chirurgicaux d'affections considérées jusque-là comme relevant exclusivement de la thérapeutique médicale (angiocholites infectieuses, ulcère de l'estomac, sténoses gastriques, etc.....)

D'autre part, un certain nombre de chapitres nouveaux ont été ajoutés, avec tous les développements que comporte leur importance ; citons notamment ceux consacrés aux cardiopathies infantiles, aux sténoses du pylore, aux angiocholites infectieuses, aux péritonites aiguës, aux méningo-myélites aiguës, aux poliomyélites, à la peste, etc.....

Le chapitre consacré aux dyspepsies a été récrit en entier. Tous les autres chapitres de notre ouvrage ont été l'objet de modifications de détails : quelques-uns même ont été presque entièrement refondus (blennorragie, syphilis, neurasthénie, infections gastro-intestinales infantiles, etc.).

Sur la demande d'un grand nombre de nos lecteurs, une table alphabétique a été ajoutée, qui facilitera les recherches.

Le rôle du médecin change en même temps que se modifient les médications. La mise en œuvre des soins antiseptiques, l'emploi des injections de sérum, tout cela fait que le rôle actif du médecin grandit sans cesse. Nous avons tenu, dans cette édition, à insister sur les détails de direction des traitements, en un mot, à justifier, mieux encore que par le passé, notre titre de *Traité de clinique thérapeutique.*

CHARCOT — BOUCHARD — BRISSAUD

Babinski, Ballet, P. Blocq, Boix, Brault, Chantemesse,
Charrin, Chauffard, Courtois-Suffit, Dutil, Gilbert, Guignard,
L. Guinon, Hallion, Lamy, Le Gendre, Marfan, Marie, Mathieu
Netter, Œttinger, André Petit, Richardière, Roger, Ruault,
Souques, Thibierge, Thoinot, Fernand Widal.

Traité de Médecine

DEUXIÈME ÉDITION

PUBLIÉ SOUS LA DIRECTION DE MM.

BOUCHARD	BRISSAUD
Professeur de pathologie générale à la Faculté de médecine de Paris, Membre de l'Institut.	Professeur agrégé à la Faculté de médecine de Paris, Médecin de l'hôpital Saint-Antoine.

CONDITIONS DE PUBLICATION

Les matières contenues dans la deuxième édition du TRAITÉ DE MÉDECINE seront augmentées d'un cinquième environ. Pour la commodité du lecteur, cette édition formera **dix volumes** *qui paraîtront successivement et à des intervalles rapprochés, de telle façon que l'ouvrage soit complet dans le courant de 1900. Chaque volume sera vendu séparément. Le prix de l'ouvrage est fixé dès à présent pour les souscripteurs jusqu'à la publication du Tome III, à 150 fr.*

TOME Ier

1 vol. gr. in-8° de 845 pages, avec figures dans le texte. **16 fr.**

Les Bactéries, par L. Guignard, membre de l'Institut et de l'Académie de médecine, professeur à l'Ecole de Pharmacie de Paris. — **Pathologie générale infectieuse,** par A. Charrin, professeur remplaçant au Collège de France, directeur de laboratoire de médecine expérimentale, médecin des hôpitaux. — **Troubles et maladies de la Nutrition,** par Paul Le Gendre, médecin de l'hôpital Tenon. — **Maladies infectieuses communes à l'homme et aux animaux,** par G.-H. Roger, professeur agrégé, médecin de l'hôpital de la Porte-d'Aubervilliers.

TOME II — VIENT DE PARAITRE

1 vol. grand in-8° de 894 pages avec figures dans le texte. **16 fr.**

Fièvre typhoïde, par A. Chantemesse, professeur à la Faculté de médecine de Paris, médecin des hôpitaux. — **Maladies infectieuses,** par F. Widal, professeur agrégé, médecin des hôpitaux de Paris. — **Typhus exanthématique,** par L.-H. Thoinot, professeur agrégé, médecin des hôpitaux de Paris. — **Fièvres éruptives,** par L. Guinon, médecin des hôpitaux de Paris. — **Erysipèle,** par E. Boix, chef de laboratoire à la Faculté. — **Diphtérie,** par A. Ruault. — **Rhumatisme,** par Œttinger, médecin des hôpitaux de Paris. — **Scorbut,** par Tollemer, ancien interne des hôpitaux.

TOME III — Pour paraître en mai

1 vol. grand in-8° avec figures dans le texte.

Maladies cutanées, par G. Thibierge, médecin de l'hôpital de la Pitié. — **Maladies vénériennes,** par G. Thibierge. — **Pathologie du sang,** par A. Gilbert, professeur agrégé, médecin des hôpitaux de Paris. — **Intoxications,** par A. Richardière, médecin des hôpitaux de Paris.

Traité des
OUVRAGE COMPLET

Maladies de l'Enfance

PUBLIÉ SOUS LA DIRECTION DE MM.

J. GRANCHER
Professeur à la Faculté de médecine de Paris,
Membre de l'Académie de médecine, médecin de l'hôpital des Enfants-Malades.

J. COMBY
Médecin
de l'hôpital des Enfants-Malades.

A.-B. MARFAN
Agrégé,
Médecin des hôpitaux.

---

5 vol. grand in-8° avec figures dans le texte. . **90** fr.

DIVISIONS DE L'OUVRAGE

TOME I. — 1 *vol. in-8° de* XVI-816 *pages avec fig. dans le texte.* **18** fr.
Physiologie et hygiène de l'enfance. — Considérations thérapeutiques sur les maladies de l'enfance. — Maladies infectieuses.

TOME II. — 1 *vol. in-8° de* 818 *pages avec fig. dans le texte.* **18** fr.
Maladies générales de la nutrition. — Maladies du tube digestif.

TOME III. — 1 *vol. de* 950 *pages avec figures dans le texte.* **20** fr.
Abdomen et annexes. — Appareil circulatoire. — Nez, larynx et annexes.

TOME IV. — 1 *vol. de* 880 *pages avec figures dans le texte.* **18** *fr.*
Maladies des bronches, du poumon, des plèvres, du médiastin. — Maladies du système nerveux.

TOME V. — 1 *vol. de* 890 *pages avec figures dans le texte.* **18** fr.
Organes des sens. — Maladies de la peau. — Maladies du fœtus et du nouveau-né. — Maladies chirurgicales des os, articulations, etc. — *Table alphabétique des matières des 5 volumes.*

CHAQUE VOLUME EST VENDU SÉPARÉMENT

Traité de Thérapeutique chirurgicale

PAR

Emile FORGUE
Professeur de clinique chirurgicale
à la Faculté de médecine de Montpellier,
Membre correspondant
de la Société de Chirurgie,
Chirurgien en chef de l'hôpital St-Eloi,
Médecin-major hors cadre.

Paul RECLUS
Professeur agrégé
à la Faculté de médecine de Paris,
Chirurgien de l'hôpital Laënnec,
Secrétaire général
de la Société de Chirurgie,
Membre de l'Académie de médecine.

DEUXIÈME ÉDITION ENTIÈREMENT REFONDUE
AVEC 472 FIGURES DANS LE TEXTE
2 volumes grand in-8° de 2116 *pages.* . . . . **34** fr.

Bibliothèque

d'Hygiène thérapeutique

DIRIGÉE PAR

Le Professeur PROUST

Membre de l'Académie de médecine, Médecin de l'Hôtel-Dieu, ·
Inspecteur général des Services sanitaires.

*Chaque ouvrage forme un volume in-16, cartonné toile, tranches rouges
et est vendu séparément : **4 fr.***

Chacun des volumes de cette collection n'est consacré qu'à une seule maladie
ou à un seul groupe de maladies. Grâce à leur format, ils sont d'un maniement
commode. D'un autre côté, en accordant un volume spécial à chacun des grands
sujets d'hygiène thérapeutique, il a été facile de donner à leur développement
toute l'étendue nécessaire.

L'hygiène thérapeutique s'appuie directement sur la pathogénie ; elle doit en
être la conclusion logique et naturelle. La genèse des maladies sera donc étudiée
tout d'abord. On se préoccupera moins d'être absolument complet que d'être
clair. On ne cherchera pas à tracer un historique savant, à faire preuve de
brillante érudition, à encombrer le texte de citations bibliographiques. On s'efforcera de n'exposer que les données importantes de pathogénie et d'hygiène
thérapeutique et à les mettre en lumière.

VOLUMES PARUS

L'Hygiène du Goutteux, par le professeur PROUST et A. MATHIEU, médecin
de l'hôpital Andral.

L'Hygiène de l'Obèse, par le professeur PROUST et A. MATHIEU, médecin de
l'hôpital Andral.

L'Hygiène des Asthmatiques, par E. BRISSAUD, professeur agrégé, médecin de l'hôpital Saint-Antoine.

L'Hygiène du Syphilitique, par H. BOURGES, préparateur au laboratoire
d'hygiène de la Faculté de médecine.

Hygiène et thérapeutique thermales, par G. DELFAU, ancien interne des
hôpitaux de Paris.

Les Cures thermales, par G. DELFAU, ancien interne des Hôpitaux de Paris.

L'Hygiène du Neurasthénique, par le professeur PROUST et G. BALLET,
professeur agrégé, médecin des hôpitaux de Paris.

L'Hygiène des Albuminuriques, par le Dr SPRINGER, ancien interne des
hôpitaux de Paris, chef de laboratoire de la Faculté de médecine à la Clinique
médicale de l'hôpital de la Charité.

L'Hygiène du Tuberculeux, par le Dr CHUQUET, ancien interne des hôpitaux
de Paris, avec une introduction du Dr DAREMBERG, membre correspondant de
l'Académie de médecine.

Hygiène et thérapeutique des maladies de la Bouche, par le Dr CRUET,
dentiste des hôpitaux de Paris, avec une préface de M. le professeur LANNE-
LONGUE, membre de l'Institut.

Hygiène des maladies du Cœur, par le Dr VAQUEZ, médecin des hôpitaux de Paris.

Hygiène du Diabétique, par A. PROUST et A. MATHIEU.

VOLUMES EN PRÉPARATION

L'Hygiène des Dyspeptiques, par le Dr LINOSSIER.

Hygiène thérapeutique des maladies de la peau, par le Dr THIBIERGE

L'ŒUVRE MÉDICO-CHIRURGICAL
Dʳ CRITZMAN, directeur

Suite de Monographies cliniques

SUR LES QUESTIONS NOUVELLES

en Médecine, en Chirurgie et en Biologie

La science médicale réalise journellement des progrès incessants; les questions et découvertes vieillissent pour ainsi dire au moment même de leur éclosion. Les traités de médecine et de chirurgie, quelque rapides que soient leurs différentes éditions, auront toujours grand'peine à se tenir au courant.

C'est pour obvier à ce grave inconvénient, auquel les journaux, malgré la diversité de leurs matières, ne sauraient remédier, que nous avons fondé, avec le concours des savants et des praticiens les plus autorisés, un recueil de Monographies dont le titre général, l'Œuvre médico-chirurgical, nous paraît bien indiquer le but et la portée.

Nous publions, aussi souvent qu'il est nécessaire, des fascicules de 30 à 40 pages dont chacun résume et met au point une question médicale à l'ordre du jour, et cela de telle sorte qu'aucune ne puisse être omise au moment opportun.

CONDITIONS DE LA PUBLICATION

Chaque monographie est vendue séparément. . . . . . **1 fr. 25**

Il est accepté des abonnements pour une série de 10 Monographies au prix à forfait et payable d'avance de **10** francs pour la France et **12** francs pour l'étranger (port compris).

MONOGRAPHIES PUBLIÉES

Nº 1. **L'Appendicite**, par le Dʳ Félix Leuueu, chirurgien des hôpitaux.

Nº 2. **Le Traitement du mal de Pott,** par le Dʳ A. Chipault, de Paris.

Nº 3. **Le Lavage du Sang,** par le Dʳ Lejars, professeur agrégé, chirurgien des hôpitaux, membre de la Société de chirurgie.

Nº 4. **L'Hérédité normale et pathologique,** par le Dʳ Ch. Debierre, professeur d'anatomie à l'Université de Lille.

Nº 5. **L'Alcoolisme,** par le Dʳ Jaquet, privat-docent à l'Université de Bâle.

Nº 6. **Physiologie et pathologie des sécrétions gastriques,** par le Dʳ A. Verhaegen, assistant à la Clinique médicale de Louvain.

Nº 7. **L'Eczéma,** par le Dʳ Leredde, chef de laboratoire, assistant de consultation à l'hôpital Saint-Louis.

Nº 8. **La Fièvre jaune,** par le Dʳ Sanarelli, directeur de l'Institut d'hygiène expérimentale de Montévidéo.

Nº 9. **La Tuberculose du rein,** par le Dʳ Tuffier, professeur agrégé, chirurgien de l'hôpital de la Pitié.

Nº 10. **L'Opothérapie. Traitement de certaines maladies par des extraits d'organes animaux,** par A. Gilbert, professeur agrégé, chef du laboratoire de thérapeutique à la Faculté de médecine de Paris, et P. Carnot, docteur ès sciences, ancien interne des hôpitaux de Paris.

Nº 11. **Les Paralysies générales progressives,** par le Dʳ Klippel, médecin des hôpitaux de Paris.

Nº 12. **Le Myxœdème,** par le Dʳ Thibierge, médecin de l'hôpital de la Pitié.

Nº 13. **La Néphrite des Saturnins,** par le Dʳ H. Lavrand, professeur à la Faculté catholique de Lille.

Nº 14. **Le Traitement de la Syphilis,** par le Dʳ E. Gaucher, professeur agrégé, médecin de l'hôpital Saint-Antoine.

Nº 15. **Le Pronostic des tumeurs basé sur la recherche du glycogène,** par le Dʳ A. Brault, médecin de l'hôpital Tenon.

Nº 16. **La Kinésithérapie gynécologique** (*Traitement des maladies des femmes par le massage et la gymnastique*), par le Dʳ H. Stapfer, ancien chef de clinique de la Faculté de Paris.

Les maladies microbiennes des Animaux, par Ed. NOCARD, professeur à l'École d'Alfort, membre de l'Académie de médecine, et E. LECLAINCHE, professeur à l'École vétérinaire de Toulouse. *Deuxième édition, entièrement refondue*. 1 fort volume grand in-8° . . . . **16** fr.

Traité des maladies chirurgicales d'origine congénitale, par le Dʳ E. KIRMISSON, professeur agrégé à la Faculté de médecine, chirurgien de l'Hôpital Trousseau, membre de la Société de Chirurgie. 1 volume grand in-8° avec 311 figures dans le texte et 2 planches en couleurs. . . . . **15** fr.

Recherches anatomiques et cliniques sur le glaucome et les néoplasmes intra-oculaires, par Ph. PANAS, professeur de clinique ophtalmologique à la Faculté de médecine, chirurgien de l'Hôtel-Dieu, membre de l'Académie de médecine, et le Dʳ ROCHON-DUVIGNEAUD, ancien chef de clinique de la Faculté. 1 volume in-8° avec 41 figures dans le texte . . . . **7** fr.

Traité d'Ophtalmoscopie, par Étienne ROLLET, professeur agrégé à la Faculté de médecine, chirurgien des hôpitaux de Lyon. 1 volume in-8° avec 50 photographies en couleurs et 75 figures dans le texte, cartonné toile, tranches rouges. . . . . . **9** fr.

Cliniques chirurgicales de l'Hôtel-Dieu, par Simon DUPLAY, professeur de clinique chirurgicale à la Faculté de médecine de Paris, membre de l'Académie de médecine, chirurgien de l'Hôtel-Dieu, recueillies et publiées par les Dʳˢ **Maurice CAZIN,** chef de clinique chirurgicale à l'Hôtel-Dieu, et S. **CLADO,** chef des travaux gynécologiques. *Deuxième série*. 1 volume grand in-8° avec figures . . . . **8** fr.

Consultations médicales sur quelques maladies fréquentes. *Quatrième édition, revue et considérablement augmentée*, suivie de **quelques principes de Déontologie médicale** et précédée de **quelques règles pour l'examen des malades,** par le Dʳ J. GRASSET, professeur de clinique médicale à l'Université de Montpellier, correspondant de l'Académie de médecine. 1 volume in-16, reliure souple, peau pleine. . . . . **4** fr. **50**

Chirurgie opératoire de l'Oreille moyenne, par A. BROCA, chirurgien de l'hôpital Trousseau, professeur agrégé à la Faculté de médecine de Paris. 1 volume in-8° avec 98 figures dans le texte . . . . **3** fr. **50**

BRISSAUD (E.), professeur agrégé à la Faculté de médecine de Paris, médecin de l'hôpital Saint-Antoine.

eçons sur les maladies nerveuses; *deuxième série; hôpi-* *al Saint-Antoine,* recueillies par Henry MEIGE. 1 vol. gr. in-8° avec 165 figures dans le texte . . . . **15 fr.**

DIEULAFOY (G.), professeur de clinique médicale à la Faculté de médecine de Paris, médecin de l'Hôtel-Dieu, membre de l'Académie de médecine.

Clinique médicale de l'Hôtel-Dieu (1896-1897). 1 vol. grand in-8°, avec figures dans le texte et 1 planche hors texte . . . . **10 fr.**

Clinique médicale de l'Hôtel-Dieu (1897-1898). 1 vol. grand in-8°, avec figures dans le texte. . . . . . **10 fr.**

PONCET (A.), professeur de clinique chirurgicale à la Faculté de médecine de Lyon, chirurgien en chef de l'Hôtel-Dieu, et **L. BERARD**, chef de clinique à la Faculté de médecine de Lyon, ancien interne des hôpitaux.

Traité clinique de l'actinomycose humaine, des pseudo-actinomycoses et de la botryomycose. 1 vol. in-8°, avec 45 figures dans le texte et 4 planches hors texte en couleurs. . . . . **12 fr.**

CHARRIN (A.), professeur remplaçant au Collège de France, directeur du laboratoire de médecine expérimentale (Hautes-Études), ancien vice-président de la Société de Biologie, médecin des hôpitaux.

Les défenses naturelles de l'organisme ; *leçons professées au Collège de France.* 1 vol. in-8° . . . . **6 fr.**

PANAS (Ph.), professeur de clinique ophtalmologique à la Faculté de médecine de Paris, chirurgien de l'Hôtel-Dieu, membre de l'Académie de médecine.

Leçons de clinique ophtalmologique professées à l'Hôtel-Dieu, recueillies et publiées par le Dr A. CASTAN, de Béziers. 1 vol. in-8° avec figures dans le texte . . . . . . **5 fr.**

FLOQUET (Dr Ch.), licencié en droit, médecin en chef du Palais de Justice et du Tribunal de Commerce de Paris.

Code pratique des honoraires médicaux, ouvrage indispensable aux Médecins, Sages-Femmes, Chirurgiens, Dentistes, Pharmaciens, Étudiants, avec une préface de M. BROUARDEL, doyen de la Faculté de médecine de Paris. 2 vol. petit in-8° . . . . **10 fr.**

Traité d'Anatomie Humaine

PUBLIÉ SOUS LA DIRECTION DE

P. POIRIER	A. CHARPY
Professeur agrégé à la Faculté de Médecine de Paris Chirurgien des Hôpitaux.	Professeur d'anatomie à la Faculté de Médecine de Toulouse.

PAR MM.

A. CHARPY	A. NICOLAS	A. PRENANT
Professeur d'anatomie à la Faculté de Toulouse.	Professeur d'anatomie à la Faculté de Nancy.	Professeur d'histologie à la Faculté de Nancy.
P. POIRIER	P. JACQUES	RIEFFEL
Professeur agrégé à la Faculté de médecine de Paris Chirurgien des hôpitaux.	Professeur agrégé à la Faculté de Nancy Chef des travaux anatomiques.	Chef des travaux anato- miques à la Faculté de Médecine de Paris Chirurgien des hôpitaux.

M. Poirier s'est associé, pour la direction de cette importante publi-cation, son ami et collaborateur M. le professeur A. CHARPY. En réunis-sant leurs efforts, les deux directeurs pourront hâter l'achèvement de l'ouvrage et le mener à bonne fin dans le courant de l'année 1899.

ÉTAT DE LA PUBLICATION AU 1er AVRIL 1899

TOME PREMIER

Embryologie; Ostéologie; Arthrologie. *Deuxième édition.* Un volume grand in-8º avec 807 figures en noir et en couleurs . . . . . **20 fr.**

TOME DEUXIÈME

1er Fascicule : **Myologie.** Un volume grand in-8º avec 312 figures. **12 fr.**
2e Fascicule : **Angéiologie** (*Cœur et Artères*). Un volume grand in-8º avec 145 figures en noir et en couleurs . . . . **8 fr.**
3º Fascicule : **Angéiologie** (*Capillaires, Veines*). Un volume grand in-8º avec 75 figures en noir et en couleurs . . . . **6 fr.**

TOME TROISIÈME

1er Fascicule : **Système nerveux** (*Méninges, Moelle, Encéphale*). 1 vol. grand in-8º avec 201 figures en noir et en couleurs . . **10 fr.**
2e Fascicule : **Système nerveux** (*Encéphale*). Un vol. grand-in-8º avec 206 figures en noir et en couleurs. . . . . **12 fr.**

TOME QUATRIÈME

1er Fascicule : **Tube digestif.** Un volume grand in-8º, avec 158 figures en noir et en couleurs . . . . **12 fr.**
2e Fascicule : **Appareil respiratoire;** *Larynx, trachée, poumons, plèvres, thyroïde, thymus.* Un volume grand in-8º, avec 121 figures en noir et en couleurs. . . . . **6 fr.**

IL RESTE A PUBLIER :

Un fascicule du tome II (Lymphatiques);
Un fascicule du tome III (Nerfs périphériques. Organes des sens);
Un fascicule du tome IV (Organes génito-urinaires).

PETITE BIBLIOTHÈQUE DE " LA NATURE "

Recettes et Procédés utiles, recueillis par Gaston Tissandier, rédacteur en chef de *la Nature.. Neuvième édition.*

Recettes et Procédés utiles. *Deuxième série :* **La Science pratique,** par Gaston Tissandier. *Cinquième édition,* avec figures dans le texte.

Nouvelles Recettes utiles et Appareils pratiques. *Troisième série,* par Gaston Tissandier. *Troisième édition,* avec 91 figures dans le texte.

Recettes et Procédés utiles. *Quatrième série,* par Gaston Tissandier. *Deuxième édition,* avec 38 figures dans le texte.

Recettes et Procédés utiles. *Cinquième série,* par J. Laffargue, secrétaire de la rédaction de *la Nature.* Avec figures dans le texte.

Chacun de ces volumes in-18 est vendu séparément

Broché . . . . 2 fr. 25 | Cartonné toile . . . . . . 3 fr.

La Physique sans appareils et la Chimie sans laboratoire, par Gaston Tissandier, rédacteur en chef de *la Nature.* *Septième édition* des *Récréations scientifiques. Ouvrage couronné par l'Académie (Prix Montyon).* Un volume in-8° avec nombreuses figures dans le texte. Broché, 3 fr. Cartonné toile, 4 fr.

Dictionnaire usuel des Sciences médicales

PAR MM.

DECHAMBRE, MATHIAS DUVAL, LEREBOULLET

Membres de l'Académie de médecine.

TROISIÈME ÉDITION, REVUE ET COMPLÉTÉE

1 vol. gr. in-8° de 1.800 pages, avec 450 fig., relié toile. **25 fr.**

Ce dictionnaire usuel s'adresse à la fois aux médecins et aux gens du monde. Les premiers y trouveront aisément, à propos de chaque maladie, l'exposé de tout ce qu'il est essentiel de connaître pour assurer, dans les cas difficiles, un diagnostic précis. Les gens du monde se familiariseront avec les noms souvent barbares que l'on donne aux symptômes morbides et aux remèdes employés pour les combattre. En attendant le médecin, ils pourront parer aux premiers accidents, et, en cas d'urgence, assurer les premiers secours.

L'Anatomie comparée
des Animaux
BASÉE SUR L'EMBRYOLOGIE
Par **LOUIS ROULE**
LAURÉAT DE L'INSTITUT (Grand Prix des Sciences Physiques),
PROFESSEUR A L'UNIVERSITÉ DE TOULOUSE (Faculté des Sciences).

Deux volumes grand in-8° de XXVI-1.970 *pages
avec* 1.202 *figures dans le texte.* . . . . **48 fr.**

Ce traité ne s'adresse pas seulement aux étudiants désireux d'avoir un guide
en anatomie. Il est de portée plus haute. Par sa méthode de rigoureuse logique, par son esprit de synthèse, il mérite d'intéresser les personnes qui, de
près ou de loin, s'attachent aux sciences biologiques, soit pour elles-mêmes,
soit pour leurs applications, soit pour leurs conséquences philosophiques.

L'ouvrage comprend deux volumes, et compte 1.970 pages. Il est divisé en
seize chapitres, dont chacun renferme l'étude anatomique d'un embranchement
déterminé. Les chapitres varient, dans leur étendue, suivant l'importance des
embranchements ; certains se réduisent à quelques pages ; d'autres, celui des
Vertébrés, par exemple, en mesurent près de six cents, et constituent autant de
traités spéciaux. Les figures, nouvelles pour la plupart, sont nombreuses, et fort
soignées ; rien n'a été omis pour les rendre des plus artistiques, sans ôter à leur
valeur scientifique ni à leur simplicité.

Cours de Minéralogie
Par **A. de LAPPARENT**
Membre de l'Institut,
Professeur à l'Ecole libre des Hautes-Études.

TROISIÈME ÉDITION, revue et corrigee.

1 *volume grand in-8 de* XX-703 *pages avec* 619 *figures dans le texte
et une planche hors texte chromolithographiée.* **15 fr.**

La troisième édition du *Cours de Minéralogie* se distingue par une revision complète de la partie descriptive, enrichie d'une vingtaine de figures nouvelles et
mise au courant de tous les derniers progrès de la science.

Pour la première fois, l'auteur a introduit dans son *Cours* le *Recueil d'indications pratiques* qu'il avait rédigé en vue de son *Précis de Minéralogie* et qui, pour
la circonstance, a été refondu et notablement agrandi, de façon à pouvoir suffire
à tous les besoins des étudiants. Enfin, le *Lexique alphabétique* des noms d'espèces et de variétés a subi un remaniement total. Ce lexique se recommande
particulièrement à tous ceux qui, ne disposant pas d'un manuel très détaillé,
veulent connaître rapidement la signification de l'un des trop nombreux termes
dont la minéralogie s'est peu à peu enrichie.

On jugera du progrès survenu dans l'œuvre, depuis la première édition, publiée
à la fin de 1883, si l'on remarque que l'ouvrage, contrôlé avec le plus grand soin
en ce qui concerne les indications numériques, s'est accru de plus de *cent quarante* pages et de *cent* dessins.

Traité
des Matières colorantes

ORGANIQUES ET ARTIFICIELLES
de leur préparation industrielle et de leurs applications

Par **Léon LEFÈVRE**

Ingénieur (E. I. R.), Préparateur de chimie à l'École Polytechnique.

Préface de **E. GRIMAUX**, *membre de l'Institut.*

2 volumes grand in-8° comprenant ensemble 1.650 pages, reliés toile anglaise, avec 31 gravures dans le texte et 261 échantillons.

Prix des deux volumes : **90 francs.**

Le *Traité des matières colorantes* s'adresse à la fois au monde scientifique par l'étude des travaux réalisés dans cette branche si compliquée de la chimie, et au public industriel par l'exposé des méthodes rationnelles d'emploi des colorants nouveaux. L'auteur a réuni dans des tableaux qui permettent de trouver facilement une couleur quelconque, toutes les couleurs indiquées dans les mémoires et dans les brevets. La partie technique contient, avec l'indication des brevets, les procédés employés pour la fabrication des couleurs, la description et la figure des appareils, ainsi que la description des procédés rationnels d'application des couleurs les plus récentes. Cette partie importante de l'ouvrage est illustrée par un grand nombre d'échantillons teints ou imprimés, *fabriqués spécialement pour l'ouvrage.*

Chimie
des Matières colorantes

PAR

A. SEYEWETZ	**P. SISLEY**
Chef des travaux	Chimiste-Coloriste
à l'École de chimie industrielle de Lyon	

1 volume grand in-8° de 822 pages. . . . . **30** *fr*.

Les auteurs, dans cette importante publication, se sont proposé de réunir sous la forme la plus rationnelle et la plus condensée tous les éléments pouvant contribuer à *l'enseignement de la chimie des matières colorantes*, qui a pris aujourd'hui une extension si considérable. Cet ouvrage est, par le plan sur lequel il est conçu, d'une utilité incontestable non seulement aux chimistes se destinant soit à la fabrication des matières colorantes, soit à la teinture, mais à tous ceux qui sont désireux de se tenir au courant de ces remarquables industries.

Traité
d'Analyse chimique

QUANTITATIVE PAR ÉLECTROLYSE

PAR

J. RIBAN

Professeur chargé du cours d'analyse chimique
et maître de conférences à la Faculté des sciences de l'Université de Paris.

1 *vol. grand in-8°, avec 96 figures dans le texte.*   **9 fr.**

L'analyse quantitative par électrolyse acquiert chaque jour une plus grande importance dans les laboratoires consacrés à la science ou aux essais industriels. Ses méthodes ont très heureusement simplifié bien des problèmes délicats et introduit dans les dosages ordinaires, tout en conservant l'exactitude indispensable, une grande rapidité d'exécution.

Le livre que l'auteur présente aujourd'hui sur ce sujet n'est que le développement d'une portion du cours d'analyse quantitative qu'il professe depuis bien des années à la Faculté des sciences de l'Université de Paris. Il a pour but, non seulement d'initier le lecteur à l'analyse chimique par électrolyse, mais encore de lui servir de guide dans ses applications journalières.

Tenu au courant des derniers progrès accomplis, il résume l'état actuel de la science sur la question qui en fait l'objet.

Cet ouvrage est divisé en quatre parties :

La première partie est consacrée aux notions préliminaires de physique les plus indispensables au chimiste qui veut aborder avec fruit l'étude et la pratique de l'analyse électrolytique : définitions, généralités, lois, sources d'électricité, appareils de mesure, leur maniement et leur contrôle, appareils d'électrolyse, etc... Ces notions, exposées en vue de la pratique, sont mises sous une forme élémentaire à la portée de tous.

La deuxième partie traite du dosage individuel des métaux et des métalloïdes par électrolyse.

La troisième, de la séparation des métaux par le même moyen.

La quatrième, enfin, n'est qu'un recueil d'exemples et de marches à suivre dans les analyses complexes en général, et plus particulièrement dans les analyses des produits industriels et des minerais.

De nombreux tableaux numériques, pour les mesures ou les calculs relatifs à l'électrolyse, terminent l'ouvrage.

Manuel pratique
de l'Analyse des Alcools
ET DES SPIRITUEUX

PAR

Charles GIRARD	**Lucien CUNIASSE**
Directeur du Laboratoire municipal	Chimiste-expert
de la Ville de Paris.	de la Ville de Paris.

1 volume in-8° avec figures et tableaux dans le texte. Relié toile.

Ce nouveau manuel pratique de l'analyse des alcools et des spiritueux forme un recueil dans lequel les nombreux procédés analytiques qui intéressent les produits alcooliques se trouvent condensés sous une forme brève et exacte, dans le but d'éviter les recherches au chimiste praticien.

Au début du livre, les auteurs divulguent les secrets de la dégustation ; ils passent ensuite en revue les différentes méthodes et les appareils proposés pour le dosage direct de l'alcool. La méthode de distillation est décrite avec soins, en indiquant les précautions à prendre afin d'éviter les causes d'erreurs et d'unifier les résultats obtenus. De nombreuses tables très complètes accompagnent les différents chapitres. Les méthodes d'analyse des spiritueux sont exposées de façon à pouvoir être mises en œuvre pratiquement, et presque sans raisonnement ; ces méthodes sont données avec les dernières modifications qui ont pu leur être apportées. Des tables et des courbes inédites, rigoureusement exactes, accompagnent les méthodes. Enfin des tableaux représentant les résultats de l'analyse d'un grand nombre d'échantillons en spiritueux terminent l'ouvrage.

Cent vingt Exercices
de Chimie pratique

Décrits d'après les textes originaux et les notes de laboratoire
et choisis pour former les chimistes

PAR

Armand GAUTIER	**J. ALBAHARY**
Membre de l'Institut,	Doct. Phil. des Laboratoires
Professeur à la Faculté de médecine.	de E. Fischer et A. Gautier.

1 volume in-16, avec figures dans le texte. Relié toile. . . . 3 fr.

Ce petit ouvrage a pour but de former au métier de chimiste ceux qui ont déjà quelque habitude du laboratoire. Il consiste en une suite de préparations, ou exercices, empruntés aux diverses branches de la science. Mais ces exercices, toujours décrits avec détail d'après les textes des auteurs originaux ou la pratique du laboratoire, sont suffisamment précisés pour que l'élève puisse les exécuter pour ainsi dire sans maitre, et leur choix est tel qu'il permet d'aborder successivement les sujets les plus intéressants et les plus délicats de la chimie minérale, organique et biologique.

Ce livre est à la fois un guide de laboratoire et un éducateur méthodique. En le suivant pas à pas, un bon étudiant peut facilement, en une année, se former comme chimiste praticien, et prendre une idée très complète des principales synthèses de la chimie, des méthodes qu'elle met en œuvre, et de l'analyse immédiate.

COURS DE PHYSIQUE

DE L'ÉCOLE POLYTECHNIQUE,

Par M. J. JAMIN.

QUATRIÈME ÉDITION, AUGMENTÉE ET ENTIÈREMENT REFONDUE

Par M. E. BOUTY,

Professeur à la Faculté des Sciences de Paris.

Quatre tomes in-8, de plus de 4000 pages, avec 1587 figures et 14 planches sur acier, dont 2 en couleur; 1885-1891. (OUVRAGE COMPLET).. **72 fr.**

On vend séparément :

TOME I. — **9 fr.**

(*) 1ᵉʳ fascicule. — *Instruments de mesure. Hydrostatique;* avec 150 figures et 1 planche................................. 5 fr.

2ᵉ fascicule. — *Physique moléculaire;* avec 93 figures... 4 fr.

TOME II. — CHALEUR. — **15 fr.**

(*) 1ᵉʳ fascicule. — *Thermométrie, Dilatations;* avec 98 fig. 5 fr.

(*) 2ᵉ fascicule. — *Calorimétrie;* avec 48 fig. et 2 planches... 5 fr.

3ᵉ fascicule. — *Thermodynamique. Propagation de la chaleur;* avec 47 figures .... 5 fr.

TOME III. — ACOUSTIQUE; OPTIQUE. — **22 fr.**

1ᵉʳ fascicule. — *Acoustique;* avec 123 figures............ 4 fr.

(*) 2ᵉ fascicule. — *Optique géométrique;* avec 139 figures et 3 planches.. 4 fr.

3ᵉ fascicule. — *Étude des radiations lumineuses, chimiques et calorifiques; Optique physique;* avec 249 fig. et 5 planches, dont 2 planches de spectres en couleur.............. 14 fr.

TOME IV (1ʳᵉ Partie). — ÉLECTRICITÉ STATIQUE ET DYNAMIQUE. — **13 fr.**

1ᵉʳ fascicule. — *Gravitation universelle. Électricité statique;* avec 155 figures et 1 planche............................ 7 fr.

2ᵉ fascicule. — *La pile. Phénomènes électrothermiques et électrochimiques;* avec 161 figures et 1 planche........ 6 fr.

(*) Les matières du programme d'admission à l'École Polytechnique sont comprises dans les parties suivantes de l'Ouvrage : Tome I, 1ᵉʳ fascicule; Tome II, 1ᵉʳ et 2ᵉ fascicules; Tome III, 2ᵉ fascicule.

ENCYCLOPÉDIE SCIENTIFIQUE DES AIDE-MÉMOIRE

DIRIGÉE PAR M. LÉAUTÉ, MEMBRE DE L'INSTITUT.

Collection de 300 volumes petit in-8 (24 volumes publiés par an)

CHAQUE VOLUME SE VEND SÉPARÉMENT : BROCHÉ, 2 FR. 50; CARTONNÉ, 3 FR.

Ouvrages parus

Section de l'Ingénieur

PICOU. — Distribution de l'électricité. (2 vol.). — Canalisations électriques.

A. GOUILLY. — Air comprimé ou raréfié. — Géométrie descriptive (3 vol.).

DWELSHAUVERS-DERY. — Machine à vapeur. — I. Calorimétrie. — II. Dynamique.

A. MADAMET. — Tiroirs et distributeurs de vapeur. — Détente variable de la vapeur. — Épures de régulation.

M. DE LA SOURCE. — Analyse des vins.

ALHEILIG. — I. Travail des bois. — II. Corderie — III Construction et résistance des machines à vapeur.

AIMÉ WITZ. — I. Thermodynamique. — II. Les moteurs thermiques.

LINDET. — La bière.

SAUVAGE. — Moteurs à vapeur.

LE CHATELIER. — Le grisou.

DUDEBOUT. — Appareils d'essai des moteurs à vapeur.

CRONEAU. — I. Canon, torpilles et cuirasse. — II. Construction du navire.

H. GAUTIER. — Essais d'or et d'argent.

BERTIN. — État de la marine de guerre.

BERTHELOT. — Calorimétrie chimique.

DE VIARIS. — L'art de chiffrer et déchiffrer les dépêches secrètes.

GUILLAUME. — Unités et étalons.

WIDMANN. — Principes de la machine à vapeur.

MINEL (P.). — Électricité industrielle. (2 vol.). — Électricité appliquée à la marine. — Régularisation des moteurs des machines électriques.

HÉBERT. — Boissons falsifiées.

NAUDIN. — Fabrication des vernis.

SINIGAGLIA. — Accidents de chaudières.

VERMAND. — Moteurs à gaz et à pétrole.

BLOCH. — Eau sous pression.

DE MARCHENA. — Machines frigorifiques (2 vol.).

PRUD'HOMME. — Teinture et impression.

SOREL. — I. La rectification de l'alcool. — II. La distillation.

DE BILLY. — Fabrication de la fonte.

HENNEBERT (C¹). — I La fortification. — II. Les torpilles sèches. — III. Bouches à feu. — IV. Attaque des places. — V. Travaux de campagne. — VI. Communications militaires.

CASPARI. — Chronomètres de marine.

Section du Biologiste

FAISANS. — Maladies des organes respiratoires.

MAGNAN et SÉRIEUX. — I. Le délire chronique. — II. La paralysie générale.

AUVARD. — I. Séméiologie génitale. — II. Menstruation et fécondation.

G. WEISS. — Électro-physiologie.

BAZY. — Maladies des voies urinaires. (2 vol.).

TROUSSEAU. — Hygiène de l'œil.

FÉRÉ. — Épilepsie.

LAVERAN. — Paludisme.

POLIN et LABIT. — Aliments suspects.

BERGONIÉ. — Physique du physiologiste et de l'étudiant en médecine.

MEGNIN. — I. Les acariens parasites. — II. La faune des cadavres.

DEMELIN. — Anatomie obstétricale.

TH. SCHLŒSING fils. — Chimie agricole.

CUÉNOT. — I. Les moyens de défense dans la série animale. — II. L'influence du milieu sur les animaux.

A. OLIVIER. — L'accouchement normal.

BERGÉ. — Guide de l'étudiant à l'hôpital.

CHARRIN. — Poisons de l'organisme (3 v.)

ROGER. — Physiologie du foie.

BROCQ et JACQUET. — Précis élémentaire de dermatologie (5 vol.).

HANOT. — De l'endocardite aiguë.

DE BRUN. — Maladies des pays chauds. (2 vol.).

BROCA. — Tumeurs blanches des membres chez l'enfant.

DU CAZAL ET CATRIN. — Médecine légale militaire.

LAPERSONNE (DE). — Maladies des paupières.

KŒHLER. — Applications de la photographie aux Sciences naturelles.

BEAUREGARD. — Le microscope.

LESAGE. — Le choléra.

LANNELONGUE. — La tuberculose chirurgicale.

CORNEVIN. — Production du lait.

J. CHATIN. — Anatomie comparée (4 v.).

CASTEX. — Hygiène de la voix.

MERKLEN. — Maladies du cœur.

G. ROCHÉ — Les grandes pêches maritimes modernes de la France.

OLLIER. — I. Résections sous-périostées. — II. Résections des grandes articulations.

ENCYCLOPÉDIE SCIENTIFIQUE DES AIDE-MÉMOIRE

Ouvrages parus

Section de l'Ingénieur

Louis Jacquet. — La fabrication des eaux-de-vie.

Dudebout et Cronrau. — Appareils accessoires des chaudières à vapeur.

C. Bourlet. — Bicycles et bicyclettes.

H. Léauté et A. Bérard. — Transmissions par câbles métalliques.

Hatt. — Les marées.

H. Laurent. — I. Théorie des jeux de hasard. — II. Assurances sur la vie. — III. Opérations financières.

C^t Vallier. — Balistique (2 vol.). — Projectiles. Fusées. Cuirasses (2 vol.).

Lekloutre. — Le fonctionnement des machines à vapeur.

Dariès. — Cubature des terrasses. — Conduites d'eau.

Sidersky. — I. Polarisation et saccharimétrie. — II. Constantes physiques.

Niewenglowski. — Applications scientifiques et industrielles de la photographie (2 vol.).

Rocques (X.). — Alcools et eaux-de-vie.

Moessard. — Topographie.

Boursault. — Calcul du temps de pose.

Seguela. — Les tramways.

Lefevre (J.). — I. La spectroscopie. — II. La spectrométrie. — III. Eclairage électrique. — IV. Eclairage aux gaz, aux huiles, aux acides gras.

Barillot (E.). — Distillation des bois.

Moissan et Ouvrard. — Le nickel.

Urbain. — Les succédanés du chiffon en papeterie.

Loppé — I. Accumulateurs électriques. — II. Transformateurs de tension.

Aries. — I. Chaleur et énergie. — II. Thermodynamique.

Fabry. — Piles électriques.

Henriet. — Les gaz de l'atmosphère.

Dumont. — Electromoteurs. — Automobiles sur rails.

Minet (A.). — I. L'électro-métallurgie. — II. Les fours électriques. — III. L'électro-chimie. — IV. L'électrolyse.

Dufour. — Tracé d'un chemin de fer.

Miron (F.). — Les huiles minérales.

Bornecque. — Armement portatif.

Lavergne. — Les turbines.

Perissé. — Automobiles sur routes.

Lecornu. — Régularisation du mouvement dans les machines.

Le Verrier. — La fonderie.

Seyrig. — Statique graphique (2 vol.).

Laurent (P.). — Déculassement des bouches à feu. — Résistance des bouches à feu.

Jaubert. — L'industrie du goudron de houille.

Section du Biologiste

Letulle. — Pus et suppuration.

Critzman. — Le cancer. — La goutte.

Armand Gautier. — La chimie de la cellule vivante.

Séglas. — Le délire des négations.

Stanislas Meunier. — Les météorites.

Gréhant. — Les gaz du sang.

Nocard. — Les tuberculoses animales et la tuberculose humaine.

Moussous. — Maladies congénitales du cœur.

Berthault. — Les prairies (3 vol.).

Trouessart. — Parasites des habitations humaines.

Lamy. — Syphilis des centres nerveux.

Reclus. — La cocaïne en chirurgie.

Thoulet. — Océanographie pratique.

Houdaille. — Météorologie agricole.

Victor Meunier. — Sélection et perfectionnement animal.

Henocque. — Spectroscopie biolog.

Galippe et Barré. — Le pain (2 v.).

Le Dantec. — I. La matière vivante. — II. La bactéridie charbonneuse. — III. La forme spécifique.

L'Hote. — Analyse des engrais.

Larbalétrier. — Les tourteaux. — Résidus industriels employés comme engrais (2 v.). — Beurre et margarine.

Le Dantec et Bérard. — Les sporozoaires.

Demmler. — Soins aux malades.

Dallemagne. — Etudes sur la criminalité (3 vol.). — Etudes sur la volonté (3 vol.).

Brault. — Des artérites (2 vol.).

Ravaz. — Reconstitution du vignoble.

Ehlers. — L'ergotisme.

Bonnier. — L'oreille (5 vol.).

Desmoulins. — Conservation des produits et denrées agricoles.

Loverdo. — Le ver à soie.

Dubreuilh et Beille. — Les parasites animaux de la peau humaine.

Kayser. — Les levures.

Collet. — Troubles auditifs des maladies nerveuses.

Loubié. — Essences forestières (2 vol.).

Monod. — L'appendicite.

Delobel et Cozette. La vaccine.

Wurtz. — Technique bactériologique.

Bauby. — L'occlusion intestinale.

Laulanié. — Energétique musculaire.

Malpeaux. — Culture de la pomme de terre.

Giraudeau. — Péricardites.

Berthelot (M.). — Chaleur animale (2 vol.).

www.ingramcontent.com/pod-product-compliance
Lightning Source LLC
LaVergne TN
LVHW050414060726
842524LV00002B/573